クリニカルラダーを活用しよう

看護師のクリニカルラダーは看護実践能力が段階的に示された、能力開発・評価システムの1つです。ラダーを活用することで、スタッフのキャリア開発や成長意欲を支えていくことが可能になります。大規模医療機関などではラダーを活用しているところが多いものの、訪問看護ステーションや高齢者ケア施設では「看護師の人数が少ない」「日々の業務に追われて評価や面談を行う時間がない」などの理由から、導入がすすんでいない実態があります。

総特集では、ステーションや施設でラダーを導入する効果、評価や教育との連動、ラダーを作成する際のポイントを詳述した上で、活用している事業所の取り組みを紹介します。

クリニカルラダーを活用しよう

CONTENTS

目次

※本誌では薬品名などの ® 記号は省略しています。

コミュニティケア

2021年6月臨時増刊号 Vol.23 No.7 297号

第1章

クリニカルラダー導入による効果

〈総論1〉看護実践能力の向上　草野 とし子

〈総論2〉人材の確保・定着　中山 伸雄

〈総論１〉
看護実践能力の向上

公益社団法人滋賀県看護協会
訪問看護支援センター 専務理事
草野 とし子
（くさの としこ）

1977年３月岡山県立公衆衛生看護学院を卒業後、滋賀県内の保健所に勤務。1983年３月国立公衆衛生院専攻課程看護コース修了後、保健師学校、行政等での勤務を経て、2015年４月より滋賀県看護協会訪問看護支援センターにおいて訪問看護ステーションの機能強化や人材育成に取り組んでいる。

訪問看護師は「１人で訪問する」という訪問看護の特性から、自身の看護実践に悩んだり、目標を見失ったりすることがあります。本稿では、滋賀県看護協会が全国に先駆けて独自の「滋賀県版訪問看護師クリニカルラダー」を作成した経験を踏まえて、訪問看護の場における看護実践力向上に向けたラダーの活用ポイントなどを紹介いただきます。

「達成課題の明確化」への活用

訪問看護ステーションや高齢者ケア施設で働く看護師には、他施設や病院などで働いていた経験を持つ人が多くいます。そのため、経験内容や看護実践力は一様ではありません。

病院などで豊富な経験を持つ看護師であっても、１人で利用者宅に訪問する訪問看護に戸惑い、悩む人が多くみられます。病院など多くの看護職がいる職場では、判断に迷ったときにその場で先輩などに確認することができますが、訪問看護の場では、１人で訪問し、利用者のその日の状態を観察・判断し、必要なケアを行うことが求められます。病院のようにその場での確認ができないため、管理者らに電話で相談したり、訪問を終えてから確認したりすることになります。また、１人で判断した場合は、事業所に戻ってから「本当にあれでよかったのか」と悩むことがあり、ベテランの看護師であっても「自信がない」と言う人もいます。

多くの訪問看護師は病院での看護と訪問看護の違いに戸惑いつつも、同行訪問などによる学びをとおして利用者の状況を確認しながら、必要な看護実践を行えるようになっていきます。しかし、中には「私は訪問看護に向かないのではないか」「先輩たちのようにできない」「訪問看護師になって３カ月にもなるのに何もできていない」などと悩む看護師もいます。これまでとは違う看護の場で、自分の看護実践に迷い、目標を見失ってしまう場合があるのです。

そこで、私たちは訪問看護師の“道しるべ”が必要ではないかと考えました。そこで、滋賀県看護協会と滋賀県訪問看護ステーション連絡協議会の協働で、「看護師のクリニカルラダー（日本看護協会版）」094～111ページ（以下：JNAラダー）を活用した「滋賀県版訪問看護師クリニカルラダー」（以下：滋賀県版ラダー）とその「実践例」、さらに「訪問看護師ステップアップシート」[1]（以下：シート）を作成しました*。

「自己の客観視」への活用

滋賀県版ラダーでは、訪問看護師に求められる看護実践能力と基本的姿勢をシートで示すことによって、どのような経歴の看護師でも、自分の力量を明確にして達成すべき課題を自ら確認できるようになっています。シートを用いてそれぞれの看護師が看護実践能力を自己評価することで、JNAラダーで示す4つの看護実践能力（ニーズをとらえる力・ケアする力・協働する力・意思決定を支える力）と、訪問看護に求められる基本的姿勢のどの分野が強いのか、また弱いのかがわかり、自己の課題を明確にすることができます。

シートはJNAラダーを基に作成したもので、5段階で自己評価しエクセルデータのシートに数値を入力するとレーダーチャートが示されるようになっています（シートはエクセルデータとPDFデータがあります）。これによって、自身の実践力の強みや弱みを視覚的に把握することができますし、シートで一定期間ごとに自己評価することができ、また、自分の成長を客観視することができます。「自己評価する」というと「能力を評価される」と連想する人もいるかもしれませんが、あくまでも「自分の看護実践能力を知る」「自分の強みや弱みを知る」ことを狙いとしています。

シートの利用者からは、「訪問看護師としての今の技量が把握できた」「どの分野を学ぶ必要があるのかが確認できた」などの意見を得ています。自分の状況を自覚し、次のステップを明確にすることが可能になっています。

一方、課題として「自己評価では客観性に欠けるのではないか」という意見もありました。そこで、このシートを基に指導者と面談し、指導者とスタッフ双方で力量を確認することを提案しています。面談の際は、「ステップアップシート活用ガイドライン第2版」[2]で示した「ラダーの判断をする実践場面の例」を参考にしてください。指導者スタッフ双方が訪問場面を振り返り、「△△ができていたから○○の判断をした」などと語り合うことで力量の判断ができ、看護実践能力を客観視することができると考えています。

さらに、すべての訪問看護師が自己評価することにより、管理者は事業所の強みや弱みを客観的に見ることが可能となります。ある訪問看護ステーションではベテラン層の中にも介護保険や医療保険などの制度に関する理解が不十分な職員が多いことに気づき、学習会を実施したそうです。ほかにも、「この事業所にはラダーレベルⅣ以上の看護師が○○人いる」と把握できたことで事業所の特性を示すことができ、利用者確保につながった事業所もあります。

訪問看護ステーションや高齢者ケア施設などは看護師が少ないため、他者との関係性の中で実践力を向上させるのは難しい状況です。そのため、特に看護師の少ない職場では、クリニカルラダーの活用をおすすめします。クリニカルラダーを使うことによって自己を客観視し、自分がどのように成長していくべきか・成長したのかが判断できるようになります。少人数の事業所でこそ、ラダーを活用すべきだと考えます。

「計画的な教育支援」への活用

訪問看護ステーションの採用時期は必ずしも一定ではなく、必要に応じて募集・採用してい

＊「滋賀県版訪問看護師クリニカルラダー」「実践例」「訪問看護師ステップアップシート」の詳細、活用の実際については、〈報告1〉042～050ページを参照してください。

第1章 〈総論1〉看護実践能力の向上

ると思います。そのため、採用した看護師に合わせて支援をしていく必要があります。この場合もシートの活用が有用です。新人スタッフがシートにチェックして自己評価することにより、自身の課題を把握でき、指導者も新人スタッフの力量を確認することができます。さらに、個々の力量に応じて、本人とめざす方向性とステーションの期待を一致させながら計画的な教育を行うことも可能です。

研修は、外部研修への計画的な参加を促すほか、例えば、看護実践能力の高い看護師には指導者として内部研修を開催してもらうなど、その強みを生かして実践的な指導力の育成をはかることも効果的です。

「面談」での活用

忙しい現場での人材育成には、OJT（職場内教育）が効果的です。例えば、1日の訪問内容をスタッフとともに確認しながら、承認や助言を行うことは事例をとおした学びとなります。多くのステーションで、計画・実施・評価・改善のPDCAサイクルを回しながら利用者への訪問をしているでしょう。それに人材育成の仕組みをつくり実施するとなると、「時間がない」「日々の業務を回すだけで精一杯」というところも少なくありません。そういったステーションでは、クリニカルラダーを面談に活用することは効果的だと考えます。

そのためには、職員は自身のラダーの段階を正しく把握しておく必要があります。指導者との面談の中で明らかになった課題は、それを学ぶことのできる利用者への訪問をとおして指導を行います。それにより、成長を支援することができ、看護師は日々の実践の中で課題解決に向けた取り組みを行うことができます。

看護師1人ひとりが看護実践能力を向上させていくには、面談が重要です。面談によって、看護師は「指導者が自分の力量を理解している」という安心感を得ることができます。できていることを承認した上で課題克服のための具体的な研修計画を立てたり、成長のための意図的な訪問を組み入れたりすると、大きな成長が期待できます。漠然と「私はできていない」と悩む看護師を、次の成長過程につなぐことが可能となります。

クリニカルラダーを活用した面談は、指導者と看護師の双方にとって、今後の目標を具体化し見える形で確認する重要な場と考えます。

●参考文献

1）公益社団法人滋賀県看護協会：滋賀県訪問看護師ステップアップシート，http://shiga-kango.jp/publics/index/537/［2021.2.22確認］

2）滋賀県訪問看護ステーション連絡協議会，公益社団法人滋賀県看護協会 訪問看護支援センター：ステップアップシート活用ガイドライン 第2版，2019，http://shiga-kango.jp/publics/index/537/［2021.4.8確認］

●公益社団法人滋賀県看護協会
滋賀県草津市大路2丁目11-51
TEL 077-564-6468
http://shiga-kango.jp/

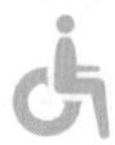

〈総論2〉
人材の確保・定着

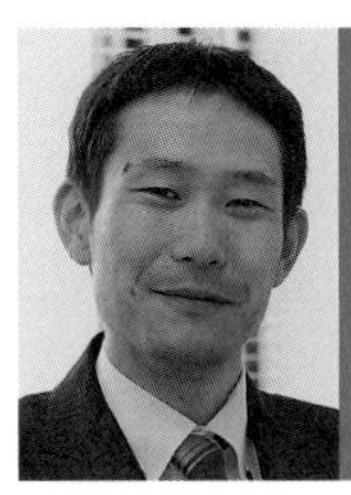

社会保険労務士法人 Nice-One
代表 / 社会保険労務士
中山 伸雄
(なかやま のぶお)

生命保険会社の営業、労務管理システム会社を経て 2008 年に社会保険労務士として独立。現在は、就業規則や人事評価制度の設計等を手がけ、人事労務に関する相談実績は 500 社以上。

社会保険労務士として、クリニカルラダーの導入・運用に携わった複数の病院や訪問看護ステーションなどでの経験、職員へのヒアリング結果などから、「人材の確保・定着につなげる」「職員のモチベーションの維持」という観点でラダー導入の意義を解説いただきます。

クリニカルラダー（以下：ラダー）は、人材管理や人材育成の制度として効果が期待される仕組みの１つです。ラダーを導入すると、組織内でどのようにキャリアアップしていけばよいのかがわかりやすくなります。そのため、キャリア形成上、ラダーがあるのとないのとでは、働く人のモチベーションやキャリア形成の意欲において大きな違いが生じます。

筆者は社会保険労務士という仕事を通じ、さまざまな規模の病院や訪問看護ステーション、高齢者ケア施設にかかわっており、どこも「人材の確保」「人材の定着」「職員のモチベーションの維持」について頭を悩ませています。ラダーを導入している病院や事業所は、総じて組織としての「人材育成」に対する意識が高く、人材確保・定着、ひいては職員のモチベーションにつながっていると感じます。

クリニカルラダーの導入による効果

010ページ
表１は、筆者が管理者や職員等への面談を通じてまとめた「クリニカルラダー導入によって得られた主な効果」です。

●職員を指導しやすくなり、適切な評価につながった

最も多かった声は、ラダーによって「求められる能力や評価」が明文化されたことにより、管理者等が職員を評価しやすくなったというものです。ラダー導入前の課題として、「評価基準がわからない」「行動指針がわからない」というような、病院・事業所の統一基準がないことに起因する意見がありました。職員からは「教育担当者によって指導内容が違う」という不満の声が多く挙げられていました。

ラダー導入によって「病院・事業所としての統一見解」と「めざすべき職員像」が見える化

クリニカルラダー導入によって得られた主な効果	表1
主な導入効果	備考
職員の評価をしやすくなった	管理者側からのコメントとして最も多く聞かれた効果。管理者の助けにもなっている
研修体系が確立でき、出席意欲も上がった	病院・事業所の育成方針が整理できた
職員のレベル（役職）ごとの役割・責任・目標が明確になり、働きやすくなった	レベル（役職）ごとの基準がないと、同レベルの人でも「意識差」が生じ、結果として職員の不満につながっていた
自分の役割が明確になった	明文化したことの効果である
自分の目標が明確になった	同上
自分に不足している点・改善点が明確になった	評価後のフィードバック面談（管理者からのアドバイス）が大事である
ステップアップしていくために、頑張ろうという気持ちになった	管理者と職員との定期的なキャリア形成の面談が大事である
「行動指針」にもつながることから、病院のめざしている方向性が理解できた	病院として、ラダー内容の説明と理解の促進が大事である
病院として「人を育てていく」という姿勢に好感が持てた	同上
自分への評価がわかり、励みになった	評価後のフィードバック面談が大事である

されたことから、指導がしやすく、また適切な評価につながるという点で、効果を感じた人が多かったようです。

●役職ごとの役割・責任・目標が明確になり、働きやすくなった

これまで「誰が、どこまでの役割・責任を担うのか」が明確でなかったため、同じ役職同士でも各人の感覚で担っていた業務があり、役割・責任・目標に大きな差がありました。それらがラダーにより「役職による役割と責任」が明確化されたことで「働きやすくなった」という声が聞かれました。

筆者の感覚では、小規模の事業所ほどこれらが明確になっておらず、それを原因とする職員の不満が、結果として人材の定着に影響を及ぼしていたと考えます。

また、ラダーに連動した評価シートを作成したところ、評価項目が明文化されたことで「管理者等からのフィードバックによって改善点がわかった」「自分の目標や役割が明確になった」という声が聞かれました。

●評価シートを連動させて、モチベーションの向上

職員数が10人程度のある訪問看護ステーションでは、ラダーの導入と併せて評価シート（表2）を取り入れ、半期ごとの職員評価を行いました。評価シートはなるべくシンプルな内容とし、職員評価では管理者の評価（フィードバック面談）を取り入れたことにより、職員のモチベーション向上につながりました。

クリニカルラダー導入後の課題

012ページ
表3は、同じく筆者が管理者や職員等への面談などを通じてまとめた「クリニカルラダー導入後の主な課題」です。

●運用後もすぐに効果は出ない

ラダーを導入したからといって、「すぐ職員のレベルやモチベーションが劇的に変化する」ことはあり得ず、ラダーの理解促進に向けた継続的なかかわりが重要であることは、どの事業所にもいえることだと痛感しています。そのためには、ラダーの活用を継続することに対する事業所のモチベーションの維持が重要となりま

訪問看護ステーションの評価シート例

表 2

項目	求める結果	自己評価 点数	2 (2点にも満たない場合は1点)	3	4	5
看護師としての心構え	常に利用者を尊重し、受容・共感・傾聴・感謝の姿勢で接する事ができた		利用者に対して受容・共感・傾聴・感謝の姿勢が見られなかった	ある程度は、利用者に対して受容・共感・傾聴・感謝の姿勢が見られた	利用者に対して、受容・共感・傾聴・感謝の姿勢で接する事ができた	利用者に対して、常に受容・共感・傾聴・感謝の姿勢で接する事ができた
利用者の安全衛生の確保、トラブルの未然防止	緊急時には常にマニュアルに則って、落ち着いて行動でき、問題となる事はほとんどなかった		緊急時にマニュアル通りに行動できない事がたまにあった	緊急時には、おおむねマニュアル通りに行動できた	緊急時には、ほぼマニュアル通りに行動できた	緊急時には、マニュアル通りに行動し、周囲にも的確に指示を出していた
サービス管理	業務遂行状況の把握および現場への伝達が常にできており、イベントやPR活動なども指示された通りにできていた		業務遂行状況の把握および現場への伝達などが適切にできていない事があった	業務遂行状況の把握および現場への伝達などおおむねできていた	業務遂行状況の把握および現場への伝達などよくできていた	業務遂行状況の把握および現場への伝達などが常によくできていた
初回サービスのための準備	ケアする上での事前準備・事前確認は常にできており、仕事も常に迅速・確実に行っていた		ケアする上での事前準備・事前確認等が適切にできていなかった	ケアする上での事前準備・事前確認等はおおむねでき、特段問題はなかった	ケアの事前準備・事前確認等はほぼできて、手際よく行えた	ケアの事前準備・事前確認等は常にできており、仕事も迅速・確実であった
訪問看護サービスの実施	利用者の最新の状況を逐一確認・把握し、常に状況に応じて適切なサービスを実施していた		利用者の状況をよく確認せず、実施していた	利用者の状況を、ある程度確認した上でサービスを実施していた	利用者の状況をよく確認し、状況に応じたサービスを実施していた	利用者の最新の状況の逐一確認の上、常に適切なサービスを実施していた
移動・移乗介助、体位変換	歩行介助や体位変換などを常に利用者のペースに合わせて、最適に行っていた		歩行介助や体位変換などを利用者の状況をよく考えずに行う事があった	歩行介助や体位変換などをある程度は利用者のペースを考えて行う事ができた	歩行介助や体位変換などを利用者のペースを考えて行っていた	常に歩行介助や体位変換などを利用者のペースを考えた上で、最適に行っていた
認知症ケア	利用者の状況に応じた適切なケアと家族との情報共有ができていて信頼関係も構築できていた。またサービスの向上について検討を重ねていた		認知症の理解が不足しており、利用者の言動に対して叱ることがたまにあった	認知症についてある程度理解しており、利用者の状況に応じたケアもできていた	利用者の状況に応じた適切なケアと家族との情報共有がよくできていた	利用者の状況に応じた適切なケアと家族との情報共有ができていて信頼を得ていた
サービスの向上・改善	仕事の振り返りは、必ず実行し、改善点を洗い出しサービス向上の努力を惜しまなかった。また新しいサービスについても積極的に提案していた		仕事の振り返りができておらず、同じようなミスをする事がたまにあった	仕事の振り返りをして、同じようなミスを繰り返す事はなかった	仕事の振り返りをして、サービス向上に役立てていた	仕事の振り返りをして、サービス向上と新サービスの提案も行っていた
利用者、家族への情報提供	利用者や家族とのコミュニケーションが上手く取れており信頼関係が出来上がっていた。さらに周囲にも良い影響を与えていた		利用者や家族とのコミュニケーションができておらず、苦情を受ける事がたまにあった	利用者や家族とのコミュニケーションはおおむねできており、問題となる事はなかった	利用者や家族とのコミュニケーションが上手く取れており、信頼を得ていた	利用者や家族との信頼関係は構築されていて、周囲にも良い影響を与えていた
呼吸管理	呼吸管理に必要な知識や技術は全く問題なく、常に適切な管理ができていた		呼吸管理に必要な知識や技術力が不足しており、危ない場面が見られた	呼吸管理に必要な知識や技術はある程度備えており、支障なかった	呼吸管理に必要な知識や技術は問題なく、適切なケアができていた	呼吸管理に必要な知識や技術は全く問題なく、常に適切なケアができていた
循環管理	循環器系の必要な知識や技術は全く問題なく、常に適切な管理ができていた		循環器系の管理に必要な知識や技術が不足しており、危ない場面が見られた	循環管理に必要な知識や技術は、ある程度備えており、支障なかった	循環管理に必要な知識や技術は問題なく、適切な管理ができていた	循環管理に必要な知識や技術は全く問題なく、常に適切な管理ができていた
各疾患の看護	常に利用者を尊重しながら、身体状況に応じた適切、かつ迅速な看護をしていた		利用者の状況に応じた各疾患の看護が適切にできていなかった	ある程度は利用者の状況に応じた各疾患の看護ができていた	利用者の状況に応じて、各疾患に対して適切に看護していた	常に利用者の状況に応じて、各疾患に対して適切・迅速に看護していた
医療機器の管理	医療機器の扱い方についてほぼ理解しており、点検・準備等も常に確実・迅速にできていた		扱い方についての知識が不足しており、点検・準備等もできていない事があった	扱い方についておおむね理解しており、点検・準備等もある程度できていた	扱い方についてほぼ理解しており、点検・準備等もできていて、問題なかった	扱い方についてほぼ理解しており、点検・準備等も常に確実・迅速にできていた
「その他」業務全般	基本知識・電話応対・業務スピード・整理整頓・トラブル処理・報連相		全社的に見て、下位に属するレベル	全社的に見て、平均的なレベル	全社的に見て、高いレベル	全社的に見て、最高レベル

クリニカルラダー導入後の主な課題 表3

主な課題	備考
運用後もすぐに効果は出なかった	3、4年後の成果を見すえる必要がある
ラダー評価実施時期（面談実施時期）以外は、ラダーの内容を意識できなかった（管理者、職員双方からの感想）	短いスパンでの面談ができると、なお、効果が期待できる
評価基準が細かすぎて読み込むのが大変。理解しきれない	ラダーについての継続的教育・研修が必要である
ラダーの重要性が感じられない・興味が持てない	同上
自分の課題を意識しても、改善できずに悩むことがある	管理者等のフォローが大切である
評価者によって評価にバラつきが出る	管理者側の評価者研修が必要である
ラダーに対する理解・教育が難しい	中途入職が多いこともあり、1人ひとりへの理解促進の時間確保に課題が出やすい
面談時間の確保が難しい	多忙な中での時間の確保が課題である
職員の人数が多いと管理者が見きれない	プレイングマネジャーが多いことから、管理者に負担がかかりすぎる
短時間勤務者へ周知しきれない	短時間勤務者も重要な戦力。教育の時間の確保が課題である

す。導入した病院・事業所での振り返りでは、「導入後、効果が見えるまでに3､4年ほどかかった」という声が多くありました。

●ラダーの重要性が感じられない・興味が持てない

職員の中には、ラダーに対して重要性が感じられない・興味を持てない人というも一定数存在します。管理者等は、組織としてクリニカルラダーを職員に押しつけるのではなく、個人のキャリアアップにとって有益であり、職員のためのものでもあることを理解してもらうように動機づけを行うことが重要です。

●ラダーを浸透させるための時間の確保が課題

課題として挙げられた意見で圧倒的に多かったのが、「時間」の問題でした。多くの管理者がプレイングマネジャーとして多忙な中、ラダーの浸透で職員の評価、ひいては1人ひとりの評価面談までを行うとなると、負担が大きくなります。人手不足の事業所が多い中、導入したとしても、時間とともにラダー運用のための時間は減り、同時にラダーへの意識も低下していく傾向が見られました。

また、同じ事業所でも、部署によって取り組みへの温度差が異なるようです。運用のあり方が統一されておらず管理者に任されていると、導入効果もそれぞれ違ってきます。さらに、働き方の多様化により短時間勤務者の割合が増えている中、そうした職員にラダーを導入するのも時間的な問題があり難しい、という悩みが多く聞かれました。

クリニカルラダーを有効活用するために

病院・事業所としては、看護師個人が自己の課題や目標を明確に持てるよう、またそれを後押しできるような環境をつくることが必要です。それにはラダーの活用が有効です。ラダーの導入は組織のためであり、職員のためでもあります。ラダーに意義を感じて取り組むこと、またその雰囲気を醸成し続けることが大切です。その結果、個々人のキャリアアップにつながるのです。

やはり大切なことは、「1人ひとりを育成する姿勢」だと思います。

●社会保険労務士法人 Nice-One
埼玉県さいたま市大宮区吉敷町 4-84-2
吉敷町ビル4階
TEL 048-783-3991
https://www.nakayama-sr.com/

第2章

評価・教育・面談・給与との連動

〈解説 1〉評価
成長を支援する評価のあり方

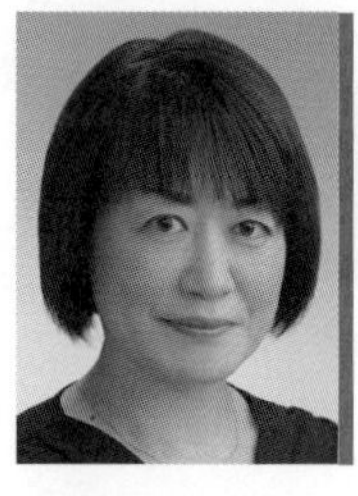

京都大学大学院医学研究科
人間健康科学系専攻臨床看護学講座
准教授
急性・重症患者看護専門看護師
宇都宮 明美
（うつのみや あけみ）

2005 年急性・重症患者看護専門看護師資格取得。2021 年自治医科大学大学院博士後期課程修了。国立循環器病センター（現国立循環器病研究センター）、兵庫医科大学病院を経て、2011 年聖路加国際大学准教授、2018 年より現職。

クリニカルラダーの評価との連動に関して、評価の目的・時期・内容などの適切な評価体制、評価者として留意すべき点などについて具体的に解説いただきます。

評価の前に

「看護師のクリニカルラダー（日本看護協会版）」（以下：JNA ラダー）が開発される契機となったのが、2012年に日本看護協会が発表した「継続教育の基準 ver.2」＊1 です。「継続教育の基準」（日本看護協会, 2000年）との大きな違いは、看護職の働く場の拡大でした。2000年当時、看護職の多くは医療機関で働いていました。しかし、10年が経過する中で看護職は医療機関のみならず地域にその役割を拡大し、訪問看護に従事する看護師が増大しました。現在は、地域包括ケアシステムの考え方を基盤にその需要はいっそう高まっています。

日本看護協会は、JNA ラダーを開発するにあたりあらゆる場で看護を提供する看護師に必要な能力は何かを検討し、「看護の核となる実践能力」として「ニーズをとらえる力」「ケアする力」「協働する力」「意思決定を支える力」という 4 つの力を提示しました。クリニカルラダーを自事業所に導入するには、JNA ラダーをそのまま活用するのではなく、自事業所で求められる看護実践の検討からスタートすることになります。これは、訪問看護師としての 4 つの能力の具体化です。

また、訪問看護ステーションとしてどのような人を対象としているのか、例えば認知症の人なのか、人工呼吸器を装着している人なのか、医療的ケアが必要な小児なのか、そうした特徴によって求められる能力が違ってきます。評価にはこの前提が不可欠です。皆さんが作成したラダーに自事業所「らしさ」が散りばめられているか、今一度、「らしさ」探しをしてみてください。

＊1 https://www.nurse.or.jp/nursing/education/keizoku/index.html［2021.3.23 確認］

クリニカルラダー評価表（例）				表
	行動目標	実践の具体例	自己評価	他者評価
ニーズをとらえる力				
ケアする力				
協働する力				
意思決定を支える力				
全体としての評価				
今後の課題				

評価の体制

クリニカルラダーの基本的な考え方は、看護師個人が自身の看護実践能力を評価でき、また組織は所属する看護師の成長を支援するということです。また組織は、この考え方を踏襲したシステムを構築する必要があります。

日本看護協会は、組織構築のポイントを5W1H＊2の視点で解説しています[1)]。

●評価の目的（Why）

クリニカルラダーを評価と連動させるには、組織として評価の目的を明確に看護師に伝える必要があります。看護師が自己研鑽を積んだり、または組織で実施している教育的支援（研修）を受けたりした結果として、「実践できるようになったことは何か」「成長のために必要な課題は何か」を看護師と評価者間で協議することが重要です。決して、レベル付けや反省をする機会ではないことに留意する必要があります。

●評価の時期（When）

評価の目的に記したように、クリニカルラダーシステムは看護師自身が成長へのモチベーションを継続するための支援の1つなので、評価時期は教育計画と併せて設定します。評価対象期間の切り替えを年度とするならば、年度初めに評価するのではなく、まずは目標を共有する時間を持つとよいでしょう。評価者は、看護師がこの1年何に取り組みたいと思っているのかを共有し、組織として支援することを検討して、看護師に目標を提案することが重要です。近年では、目標管理を導入している事業所が増えているように、評価の前に目標の共有が重要です。

その上で、評価時期は最低でも中間時期と年度末に実施する必要があると考えます。中間時期と年度末に行う評価には同じ用紙を用いることで、変化を確認することが容易になります。参考として評価表（**表**）を示します。

＊2 Why（何の目的で）、When（いつ）、Who（誰が）、What（何を）、Where（どこで）、How（どのように）

ポートフォリオの活用 図

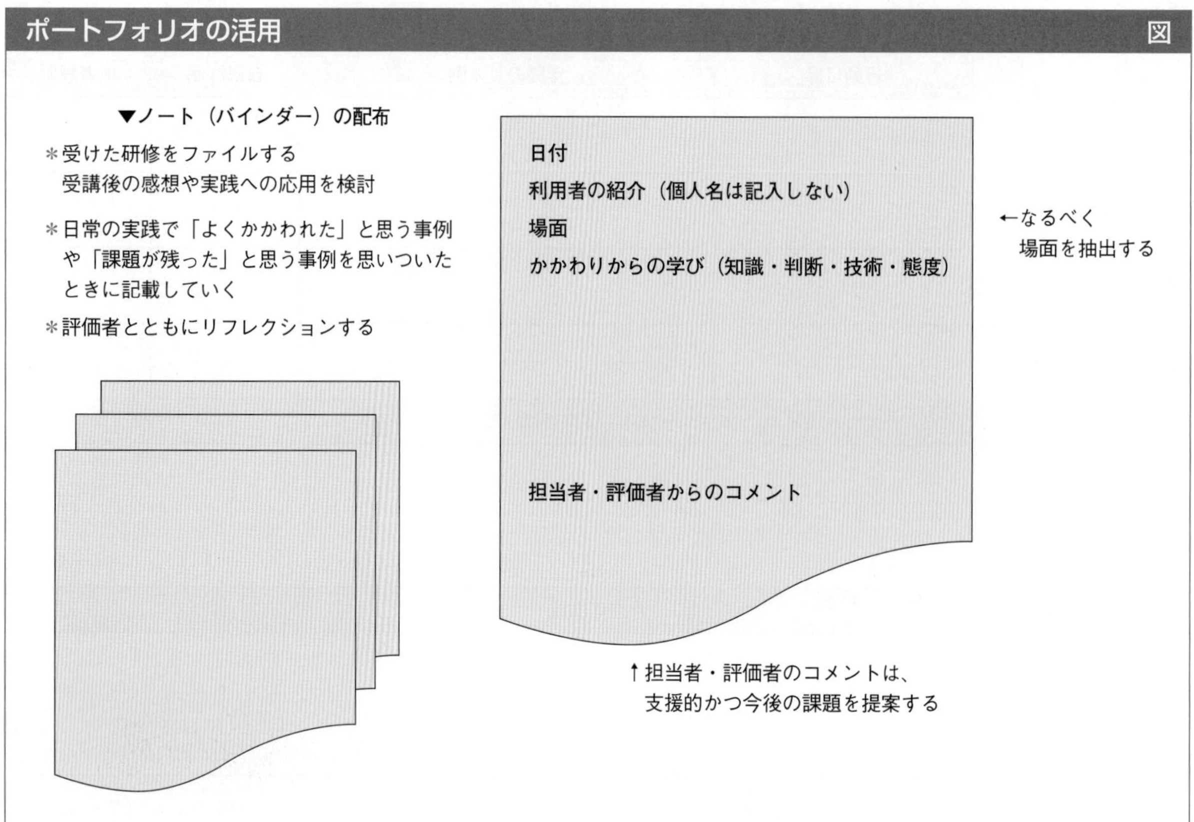

▼ノート（バインダー）の配布
＊受けた研修をファイルする
受講後の感想や実践への応用を検討
＊日常の実践で「よくかかわれた」と思う事例や「課題が残った」と思う事例を思いついたときに記載していく
＊評価者とともにリフレクションする
日付
利用者の紹介（個人名は記入しない）
場面
かかわりからの学び（知識・判断・技術・態度）
担当者・評価者からのコメント
←なるべく場面を抽出する
↑担当者・評価者のコメントは、支援的かつ今後の課題を提案する

●評価者（Who）

看護師は自身の看護実践能力を振り返り、一方、組織はより広い視点で客観的に看護師の看護実践能力の習熟状況を承認するために、評価は看護師の実践活動を把握できる立場の者が行うのが望ましいでしょう。部署の管理者や監督者、教育の担当者やプリセプターなどの教育的立場にある人は評価者になり得る人材です。同僚や評価を受ける看護師から依頼を受けた者などもよいと考えます。自己評価と他者評価に差が生じることへの対策には、他者評価者を2人以上の複数にし、自己評価と他者評価を1対1の関係にしないことが重要です。

●評価内容（What）

評価は、「行動目標」と照らし合わせて「できている」ことを確認します。しかし、看護実践能力は看護技術ではないため、チェックリストのようなもので「できる」「できない」と単純に評価できるものではありません。看護実践能力の評価の焦点は、ケアの受け手の特性を理解し、ケアの受け手の置かれている状況（病態・障がいの程度）をとらえ、どのように課題を推論して適した看護実践を選択し、実行したかの一連の過程そのものです。訪問看護の場合、単独で利用者を訪問することも多く、日々の実践を評価者が観察するのは厳しい状況にあります。このため、ポートフォリオ[＊3]を用いて看護師が気になった事例、よいかかわりができたと思う事例、課題が残ったと思う事例などを記載していきます（図）。そこに評価者がコメントやアドバイスを加えることで、看護師の思考や看護実践が「見える化」されます。コメントやアドバイスには、評価者の理論知や経験知が詰まっているはずです。評価のみならず、教育にも活用できるツールといえるでしょう。

訪問看護では、1人で利用者宅を訪問するた

＊3 自身の看護実践の記録などをファイリングし、評価者とともに振り返りを行う手法

め自分の判断やケアの適切さに自信が持てないことも多いと聞きますが、駒井[2]は、訪問看護計画書や看護記録が教育の素材であると指摘しています。日々の実践現場が教育の場であり、評価の機会になると考えます。

●評価場所（Where）

評価の場所としては、看護師個人のプライバシーの保護が可能な個室を準備することが肝要です。また、あらかじめ評価日を決めておき、お互いの準備ができている環境下で実施しましょう。途中で中座するようなことがないような配慮も必要です。

評価者として留意すべきこと

評価を行うときに留意すべきことは、当然のことながら「目標に到達しているか否か」ということです。「～できる」と表現されている行動を日ごろの看護実践で行っているかどうかを確認します。このため、前述したように「できる」「できない」と単純にチェックするだけでは評価エラーを起こす可能性が高くなります。

また、陥りやすいピットフォール（落とし穴）として、以下の点に注意しましょう[3]。

①**ハロー効果**：評価対象看護師の特に優れた点・劣っている点がその他の評価に影響を与えること。

②**先入観**：年齢・性別・学歴など、評価対象看護師の属性によって評価の影響を受けること。

③**親近感**：評価対象看護師に対してなんらかの親近感があり、公平な評価を阻害すること。

④**第一印象**：最初に接したときの印象が後々まで強く残ること。特にネガティブな印象の場合は強く影響します。

⑤**論理的誤謬（ごびゅう）**：評価者独自の考え方や価値観によって評価すること。

⑥**近時点効果**：評価対象看護師の最近の状態に影響を受けること。インシデントなどがあった場合に、その影響を受けることなどが該当します。

⑦**寛大化傾向**：通常よりも甘い評価になること。「到達目標に達していないけれど、よく頑張っていた」と評価することなどが該当します。

⑧**厳格化傾向**：寛大化と逆に、とても厳しく評価すること。

⑨**対比誤差**：他者と比べて「できる」「できない」と評価すること。

⑩**中央化傾向**：評価対象看護師をすべて同じように評価すること。

評価者は、これらに留意しましょう。複数の評価者が存在する場合は評価内容を共有することで、評価のばらつきを減らすことができます。

＊

評価についてさまざまな視点から考えてきましたが、大切なことは評価する相手に「関心を持つ」ことだと考えます。評価者のフレーム（価値観や独自の基準）を外し、目標に挙げている行動をとっているかに着目しましょう。

●引用・参考文献

1）公益社団法人日本看護協会編：「看護師のクリニカルラダー（日本看護協会版）」活用ガイド，日本看護協会出版会，p.218-269，2019.
2）駒井和子：JNA ラダーを基に滋賀県に合ったラダーを作成，コミュニティケア，19（5），p.21-27，2017.
3）RESILIENT+MEDICAL：クリニカルラダーの評価基準と評価方法．2018，https://resilient-medical.com/nurse-management/evaluation-clinical-ladder［2021.3.2確認］

●京都大学大学院医学研究科
人間健康科学系専攻
京都府京都市左京区聖護院河原町 53
https://www.med.kyoto-u.ac.jp/ghs/research/human_health/

〈解説 2〉教育
能力の“現在地”と伸ばしたい力のズレを埋める

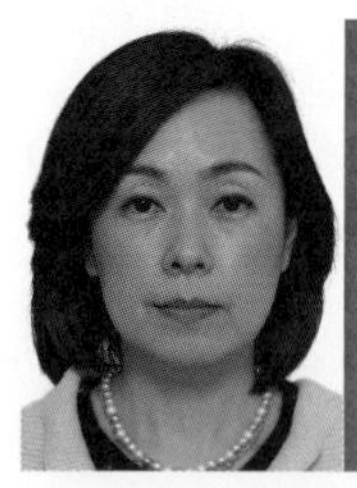

日本赤十字看護大学看護教育学
准教授
西田 朋子
（にしだ ともこ）

1997 年日本赤十字看護大学卒業後、国家公務員共済組合連合会虎の門病院を経て、日本赤十字看護大学大学院修士課程、博士後期課程（看護教育学）修了。2000 年日本赤十字看護大学看護教育学講師に着任し、2015 年より現職。

クリニカルラダーを活用して人材育成をすすめるには、教育とうまく連動させることが重要です。本稿では、効果的な教育プランの立案や、外部研修・職場内教育の活用の仕方について紹介いただきます。

訪問看護ステーションや高齢者ケア施設で働く看護職から、「クリニカルラダーを導入できていない」「病院とは規模が違うので、どうやって活用したらいいのか迷う」「研修を考える時間がない」などの意見を聞くことがあります。

クリニカルラダーは、看護実践能力を段階的かつ客観的に把握することができる1つの“ツール”です。本稿では、クリニカルラダーを使って自事業所をどのようにしていきたいか、スタッフに看護職としてどのように輝いてもらいたいのかを念頭に、教育との連動について考えます。

クリニカルラダーを活用して教育プランを立案

●あせらずに取り組む・専門家の力を借りる

クリニカルラダーを活用して人材育成をすることで、スタッフは「どのような仕組みで自分たちが成長していくことができるか」を視覚的に把握できるようになります。これらは看護職のモチベーションにもつながりますから、教育の仕組みを整えていくことは自事業所の発展のためにも大切です。

一方、クリニカルラダーと連動させた教育プランを実践していくことは、まだラダーの導入から日が浅い状況では、とても大変なことだと思います。「1年で教育プランを完成させなくては！」などと自分たちを追い詰めるのではなく、肩の力を抜き、どのくらいのスパンで完成形にもっていけそうか（いきたいか）という工程を考えるところから始めてみましょう。

また、教育プランの検討にあたっては、例えば看護系大学の教員や職能団体の研修を担当す

看護職にとっての学びの場　図1

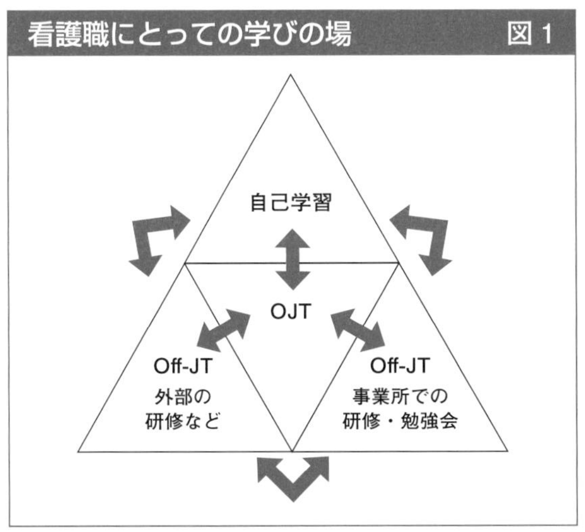

る講師に相談するなど、専門家の力を借りることも大切だと思います。このようなかかわりはお互いの状況を知る機会になりますし、現場と教育機関等の連携にもつながります。

●研修だけではなく、自己学習も大切に

図1は、看護職にとっての学びの場を表したものです。看護職の学びは、Off-JT（集合研修）以外に、OJT（職場内教育）もありますし、自己学習という機会もあります。ここで見落としがちなのが、自己学習の活用も含めた教育プランです。教育プランを企画・実施する側に立つと、自分たちが提供したいと考える教育のあり方をめざすあまり研修を多く企画しがちです。しかし、詰めこみ型だけでは、おとなの学習者である看護職の主体性、つまり「学ぼう！」という気持ちは損なわれてしまいます。

Off-JTは、多くの人を集めて一斉に大事なことを伝えられるという点で優れていますが、その場合は参加者にとって意味のある場にしていくことが重要です。そのため、Off-JT・OJT・自己学習をうまく組み合わせ、それぞれが相乗効果をもたらすような教育プランを策定していくことが大切です。

これまで皆さんが参加した研修で、よかったと思う研修はどのような場でしょうか。一般的に研修に対しては図2[1]の左側にあるようなネガティブな思いを抱く人も多いようです。これ

研修の典型的な症状と新しい意味　図2

典型的な症状	新しい意味
つまらない	仲間の存在を実感する場
身につかない	意識改革の源泉となる場
役に立たない	気持ちが元気になる場

研修は・・・
▶新しい知識、技術の提供だけではなく、孤軍奮闘・孤立無援の人たちをつなげる場に
▶普段の活動や経験を振り返り、次につなげられる場に

〈出典〉堀公俊・加留部貴行：組織・人材開発を促進する教育研修ファシリテーター，日本経済新聞出版社，p.14-18，2010．を参考に筆者作成

はとても残念なことです。そうだとすれば、研修は図2の右側にあるような場にしていきたいものです。

現在は自己学習の手段としてe-ラーニングもありますし、おとなの学習者は実際の仕事でうまくいかなかったことなどが学習の動機になったり、自分たちが経験してきたことが大事な学習資源になったりします[2)]。ですから、日々の業務の報告機会に、個々のスタッフが経験していることと彼らに伸ばしてもらいたい力を意識して、例えば「この本を読んでみたらどうですか」「ネットにこういう記事がありましたよ」などと自己学習を促し、刺激を与えることも教育としては大事なことです。伸ばしてもらいたい力を意識し、それを共有する際に活用できるのがクリニカルラダーという指標です。

研修とクリニカルラダーの連動

●ラダーと自事業所の研修を突き合わせる

ここで、「看護師のクリニカルラダー（日本看護協会版）」（以下：JNAラダー）を活用した研修の企画の仕方を取り上げます。

「Off-JTによる研修を実施したほうが、JNAラダーで示されている能力が身につきスキルが向上できるだろう」と判断したら、まずはすで

教育プランを企画する際のポイント 図3

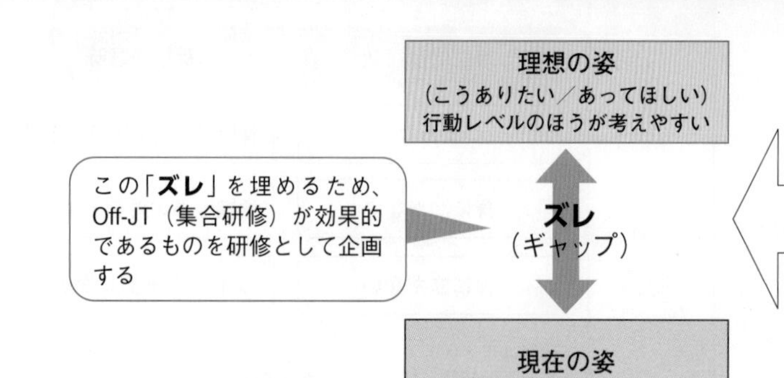
理想の姿
（こうありたい／あってほしい）
行動レベルのほうが考えやすい
この「ズレ」を埋めるため、Off-JT（集合研修）が効果的であるものを研修として企画する
ズレ
（ギャップ）
現在の姿
・企画したとき、このズレを説明できますか？
・「ズレ」があるからといって、すぐに研修でなんとかしようと思わない
・学びには「OJT」「自己学習」がある。また、事業所外での学びのほうが効果的である可能性もある
・これらを総合的に判断して、「自事業所での研修企画の効果がある」と考えたものを研修にする

に展開している研修を整理してみましょう。JNAラダーを活用して研修を行うことを意識した場合、一から研修を企画し直さなければならないと思ってしまうかもしれませんが、決してそうではありません。すでに皆さんの事業所で実施している研修や勉強会、他事業所と合同で実施しているもの、各都道府県看護協会などの研修、学会などがあれば、一度それらを全部洗い出しましょう。

次に、JNAラダーで示されている「行動目標」と、それぞれの研修や勉強会などの目標を突き合わせます。このとき、JNAラダーの「高齢者介護施設における実践例（100〜103ページ）」や「訪問看護ステーションにおける実践例（104〜107ページ）」をプリントアウトして手書きでどんどん書き込みます。突き合わせる際は、完全に一致することをめざすのではなく、ざっくりした感じでよいと思います。

ここまで作業をすすめると、各ラダーレベルのそれぞれの力（ニーズをとらえる力・ケアする力・協働する力・意思決定を支える力）において、どの行動目標を達成するための教育がすでに提供されているのか、十分ではないのかが見えてきます。それによって、どこに着手していけばよいかも浮き彫りになります。

●自事業所で必要な力・伸ばしたい力を明確にして足りない研修を企画する

教育プランを考える際、重要なことは「自事業所の看護職に必要な力は何か」を明確にすることです。

具体的に企画をする際にまず必要なことは、**図3**のようにズレ（理想の姿と現在の姿のギャップ）を発見することです。まずは、スタッフにどうなってほしいのかという目標を設定します。登山を例にすると、何mの山を登るのか、そのためにはどのような方法で行くとよいのかを計画すると思いますが、それと同じです。そうしないと、いったいどこをめざしているのか、教育を提供する側も受ける側もわからなくなります。研修・教育は、目標に到達していくための手段です。

「自事業所に必要な力」は、例えば高齢者の多い事業所であれば高齢者が抱える疾患や家族へのケアが求められるでしょうし、精神疾患を抱えた利用者へ訪問看護をする事業所であれば精神科訪問看護に関する知識や制度の理解も必要になるでしょう。それらと、現在のスタッフの持っている力を比較してみてください。まだ十分ではないな、ここをもっと伸ばしたいな、という部分があればそれがズレです。このズレを埋めていくために研修を企画してください。「この研修を受けたら私はこうなれるのかもしれない」とイメージできれば研修にも意欲的に参加できます。

研修の企画などに関してわかりやすく説明されているものとして、「継続教育の基準 ver.2」活用のためのガイド[3]があり、日本看護協会

ホームページ[4]からダウンロードできます。

●研修の企画は効率的に検討する

研修を企画するには時間も必要です。限られた時間の中、皆さんが利用者・入所者のケアに関連した時間を削ることはできないため、必然的に研修企画などの時間を確保するのは難しくなります。

研修企画に割く時間はなかなかとれない場合は、学会や雑誌・ホームページで紹介されている研修を参考にするなど、限られた時間の中で、効率的に研修を検討していきましょう。

OJTでのクリニカルラダーの活用

●スタッフと現状を把握し、伸ばしたい力を一緒に見いだす

JNAラダーで示されている「行動目標」と「実践例」をスタッフと一緒に確認しながら、現状を把握します。

それぞれの看護職が日々経験している実践は1人ひとり異なりますし、これまでの経験も異なります。そのため、OJTでは個々の看護師の持つスキルに合わせて確認していくことが大切です。また、管理者や教育担当者だけが「この人は今こうだから、○○の力を伸ばしていくことが必要」と考えるのではなく、学習の主体である1人ひとりのスタッフが自分の“現在地”を確かめ、伸ばしていきたい力・伸ばしていくことを期待されている力を自覚することが大切です。

●成長するための方略や経験の積み方を決める

伸ばす必要のある力が見いだせたら、どのような経験によってその力を伸ばすことができるかをスタッフと一緒に考えましょう。研修や自己学習でクリアできそうなこと、利用者・入所者、他のスタッフ等とのかかわりをとおして身につけていく力もあるでしょう。そのため、どのような利用者・入所者を担当するのかなど個別に指導計画を立て、スタッフと共有し、必要な経験を積むことができるような仕組みをつくっていく必要があります。

●経験や学習を記録する媒体を活用する

訪問看護ステーションや高齢者ケア施設では、教える側と教わる側がペアになってOJTを展開することが難しい状況も多いのではないでしょうか。そのような場合に活用できるのが、さまざまな形での記録です。

「どのような利用者・入所者にどのようなケアを実践したのか」「そのケアによって、思考および実践上どのようなことができるようになり、何を課題と考えているのか」などを、例えばA4用紙1枚にまとめてもらいます。それを基に1カ月に1回あるいは2カ月に1回など、皆さんの事業所で可能な頻度で一緒に振り返れば、各スタッフの強みと課題の把握ができます。このことは、訪問先などから事業所に戻ってきた看護職にケアの報告を聞く際の、教える側の声かけ（指導的かかわり）にもつながるのではないでしょうか。

＊

クリニカルラダーは、看護実践能力を客観的に把握することができる1つの“ツール”です。自事業所に導入できる内容から少しずつでよいので活用していくことが、個々のスタッフに必要な教育の提供につながります。コツコツとした取り組みは、必ず成果に結びつきます。

●引用・参考文献

1）堀公俊・加留部貴行：組織・人材開発を促進する教育研修ファシリテーター，日本経済新聞出版社，p.14–18，2010.
2）Knowles, M. S.：成人教育の現代的実践―ペダゴジーからアンドラゴジーへ―，堀薫夫・三輪建二訳，鳳書房，2002.
3）公益社団法人日本看護協会：「継続教育の基準ver.2」活用のためのガイド，2012，https://www.nurse.or.jp/nursing/education/keizoku/pdf/ver2-guide-2-all-0805.pdf［2021.2.25確認］
4）公益社団法人日本看護協会：継続教育の基準，https://www.nurse.or.jp/nursing/education/keizoku/index.html［2021.2.25確認］

●日本赤十字看護大学
東京都渋谷区広尾4-1-3
https://www.redcross.ac.jp/

〈解説 3〉面談

学ぶ意欲と自分らしさを大事にするキャリアデザイン支援

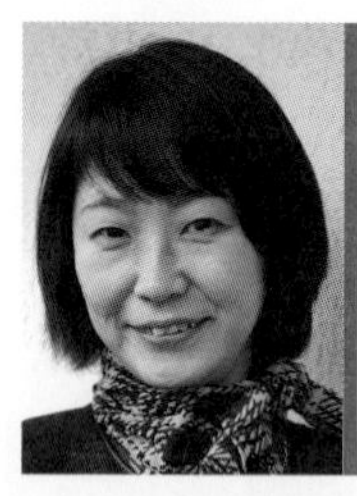

NPO 法人看護職キャリアサポート
代表 / 看護師
濱田 安岐子
（はまだ あきこ）

看護専門学校卒業後、病院に看護師として勤務し、教育を担当する。看護専門学校専任教員を経て、キャリア・ディベロップメント・アドバイザーの資格（2016 年国家資格キャリアコンサルタント登録）を取得。2006 年より看護職・看護学生へのキャリアカウンセリングを開始。2010 年に NPO 法人看護職キャリアサポート、2018 年に株式会社はたらく幸せ研究所を設立。

クリニカルラダーを効果的に活用し、看護師のキャリアデザインを支援していく際に必要となるキャリアカウンセリング（面談）について、「経験代謝」という考え方を交えて解説いただきます。

筆者は、2006年より看護師のキャリア支援を専門に活動してきました。その活動の中で、キャリアカウンセリング（面談）を用いて中途採用者の職場適応支援をしながら、看護の質を高めるための人材育成の手がかりとしてクリニカルラダーを導入するコンサルティングをした経験があります。当時は病院組織でもクリニカルラダーの活用が当たり前ではない状況で、「評価されたくない」「レベル認定で格づけをされたくない」と訴える看護職員の抵抗を受け止めつつ導入しました。

この経験が、訪問看護ステーションや高齢者ケア施設などで働く皆さんのお役に立てればと思います。

キャリアデザインとクリニカルラダー

NPO 法人看護職キャリアサポートが実施するキャリアデザイン研修では、自分自身の入職から現在までのキャリアの棚卸しを行います。その際、どのような患者と出会ってきたのか、どのような看護を大事にしたかったのかという視点を活用して自身の事例を振り返ります。すると、「いろいろな役割をしたり、勉強したり、つらいことも楽しいこともあったけれど、すべて今の自分につながっているな」と思う看護師が多いと感じます。

最も効果的なキャリアの棚卸し（自己分析）は、日々のカンファレンスの時間を活用した事例検討の場や患者とのかかわりの中で、自分自身の看護観（価値観）・やりがい・強みに気づくことです。その積み重ねがクリニカルラダーとリンクし、段階的な実践能力を明確にし、必要な知識を習得できたのか、職場で必要とされる看護師としての役割を果たせているのかなどを、看護実践の意味とともに考えます。その結果、自分の実現したい看護の方向性を明確にすることもできます。組織が提供する看護の目的を果たすために、組織が必要とするキャリア発達（あるいは開発）のモデルが個々の看護師の目標と一致すると、効果的なキャリアデザインにつながります。

しかし、ラダーと個々の看護師のキャリアデザインが一致しない場合もあります。ラダーを構築する際のポイントは、その組織においてどのような看護師を育成したいのかを明確にすることです。組織における看護の目的とキャリアモデルを一致させることによって、個々の看護師が組織の中でめざす方向性と重なっていきます。そして、キャリア開発プログラムがキャリアモデルを意識した日々の実践の積み重ねであると認識することができれば、看護師は迷うことなくキャリアを歩むことができます。このことは、看護師の採用や定着促進にかかわることでもあります。

経験の積み重ねとしてのキャリアを支援する

総じて、訪問看護ステーションの看護師は目的意識が高い印象があります。現状では、新卒看護師は病院でスキルを身につけてからキャリアアップするという職場選択が主流のように感じます。そのため、看護師が訪問看護を選択するケースでは、新卒・既卒に関係なく、1つ心理的なハードルを越える印象です。新卒の場合は少し難易度の高い職場にチャレンジする、既卒の場合は在宅という「利用者が主役の療養場所で看護の本質を極める道をキャリアアップとして選ぶ」という主体性を感じます。そういった意味では、利用者に質の高いケアを提供したいという思いから自身の成長を望む看護師も多いのではないかと思いますし、成長意欲のある看護師にとって、その意欲をさらに高める効果も高いと考えることができます。

しかし、地域でのケアを選択した看護師にもさまざまな理由で働いている現実があります。急性期医療に知識・技術がついていけなくなったという理由で病院を離れた看護師もいます。そういう看護師の中には、自己効力感が低下しているために評価されることを極端に避ける傾向を持つ人もいます。私の認識では、超急性期であっても慢性期であっても、看護の質を保つために必要な能力は同じです。だからこそ、管理者は技術項目の何ができるかを重要視するのではなく、経験の積み重ねとしてのキャリアが評価されることを示したいものです。

ラダーを効果的に活用し、看護師のキャリアデザインを支援していくということは、日々、目の前のことに精一杯になっている看護師が、自分自身の毎日の実践に意味とやりがいを感じられるよう支援することです。そして、それは組織がめざしている社会的役割や看護の目的とつながっていること、さらに、組織や看護師が1人ひとりの患者に提供する看護の質を向上させることでもあります。組織と看護師が協力関係を意識して、専門性を発揮した社会的役割をまっとうしていくために、ラダーによって成長し続けることのできるキャリアデザインを実現するための面談が必要になります。

ラダー面談を効果的に実施するために

キャリアデザインの支援とラダーの関係性が見えると、評価のポイントが明確になり、面談をとおして自身がどんな力をつければよいのかがわかってきます。

私が個々の看護師のキャリアデザインを支援するときの手段は、キャリアカウンセリングが中心です。キャリアカウンセリングで扱う事柄

NPO法人看護職キャリアサポートのキャリアデザインの考え方　表

- 自分自身の経験やスキル・性格・ライフスタイルなどを考慮し、仕事を通じて自分自身が実現したい将来像に向かって、どのようなキャリアを歩んでいくかを主体的に考えて行動していくこと
- 単なる資格の取得や職業上のコースの選択・働く時間・働く場を見つけることではなく、自分自身が将来的に何をしたいのか、どうなりたいのか、自分自身が社会の中でどのような役割をしていく人間になるのかを考えていくということ

資格や職場や時間は手段でしかない。その働き方を通じて自分がどういう人間になりたいのかを考えていくことである。

は過去の経験です。「キャリアは生き方である」という前提から、キャリアカウンセリングは仕事をとおして自分らしさを表現し、ありたい自分を模索しつつめざしていくことだと考えることができます。

当法人で提供するキャリアデザインの支援は、看護師として社会の中でどのような役割を担う人間になるのかを考えていくことを大切にしています（**表**）。その役割を発揮するために必要な成長の方向性を考え、過去の自分を振り返りながら自分はどうありたいのかに気づくためには支援が必要です。

看護師のキャリアデザインの多くは、看護経験をとおしてありたい自分(自己実現)に向かって成長していくために、患者・利用者との出会いや職場での出来事を自分がどうとらえて、何を学ぼうとするのかという方向性を考えることになります。未来のありたい自分に向かって歩もうとする第一歩が、キャリアデザインの始まりです。組織における臨床能力開発が看護師個人のキャリアデザインと一致していると、経験を積み重ねる方向性が自ずと見え、ラダー面談で自身の経験を語ることがキャリアをデザインし自己を実現することにつながっていると思えます。評価の目的としてラダーを用いるのではなく、自己実現にともに向かう仲間のキャリアデザインを支援するためにラダーを活用しているというイメージです。

ラダー面談の実際

●キャリアカウンセリングの活用

ラダーの評価をするための面談は、リストにチェックを入れていくことではありません。単にチェック項目を埋めてラダーを認定するのでは、真の実践能力の評価にはなり得ません。だからこそ、キャリアカウンセリングの活用が必要だと思います。私が活用するキャリアカウンセリングのスキルは、日本キャリア開発協会が推進する「経験代謝」という概念に支えられたものです。もともとは、アメリカの心理学者カール・ロジャーズの心理学をベースとした自己概念（自分らしさ）を手がかりにしたもので、自己理解によって他者理解を促し、さらに成熟社会を形成していくという考え方です。そこには、「経験から学ぶ“学びの構造”」があります。経験に映し出された自分を見つめ、自己を知ることによって他者を理解し社会でともに生きていく、というイメージです。そうすることによって、自分を生かし、他者を生かし、社会でともに生きていくという感じです[1)]。

少し哲学的ではありますが、私自身は看護師を自分の生き方として選んだ人たちはもともと他者のケアをする仕事を選んだ人たちですから、こういうマインドを持つ人だと認識しています。中には「親にすすめられたから」「安定した経済力が魅力だから」など、他者のケアをする仕事だからという目的以外で職業選択する人はいます。しかし、どんな理由であれ、看護という職業をとおして自己を知るという学びの場が生まれます。自分の夢を仕事にする場合はもちろん幸せですが、理想とのギャップに苦しむ場合もあります。動機は何であれ、看護師になったことにはきっと意味があるはずです。仮に看護師

になりたかったわけではないとしても、看護師の仕事をとおして自分らしさを探索する生き方を選んだのだと考えたいのです。

●「経験代謝」によるキャリアカウンセリング

「経験代謝」によるキャリアカウンセリングでは、自分の経験を客観視し自己を見つめ、自己を知ることをとおして、これから先の行動をどのように選択するのかを自己決定するというプロセスです（図）[2]。

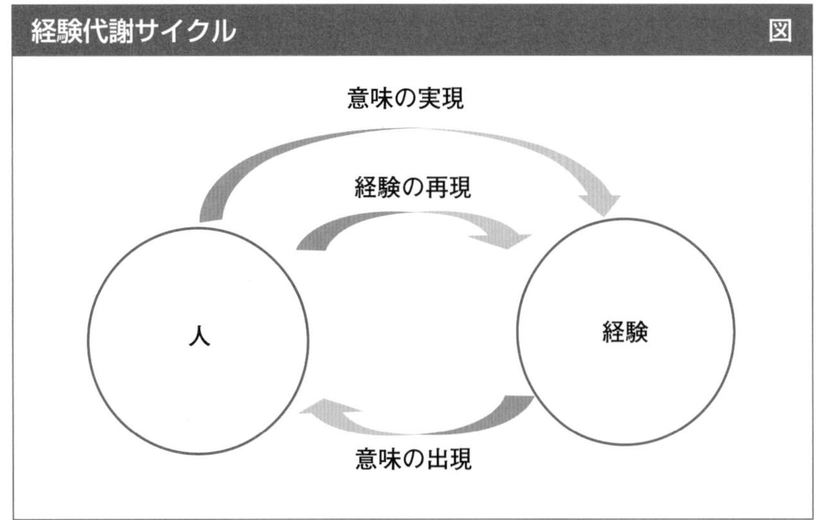

〈出典〉立野了嗣:「経験代謝」によるキャリアカウンセリング―自己を見つめ、学びを得る力, 晃洋書房, p.57, 2017. より引用

実際のラダー面談では、話すことを支援します。そして、話した経験を一緒に見つめながら、そこにはどんな自分が映し出されているのか、そして、それはどんな自分だと思うのか（自分らしさ）を問いかけていきます。さらに、気づいた自分らしさ、ありたい姿を大切にしながら、今後どのような経験を重ねていこうとするのかを考えるための問いかけをしていくという支援です。この経験を重ねていく方向性を考えるためにクリニカルラダーが活用できます。組織と個人のキャリアの積み重ねの方向性を一致させ、看護の質を高めていくことが可能となります。

支援者に必要なスキルは、経験を客観視するために話を聴く・促す・助ける、そして、自己を見つめるための問いかけをすること。つまり、より自分らしく生きていくためにどうしたらよいかを考えるために問いかけるかかわりです。日常の実践を言語化することは、簡単なようで実は難しいスキルです。何を考えてそのケアをしたのか、何を基準に判断したのか、何を大切にしたいと思っていたのか、そういったことを無意識に実践している看護師は多いようです。まずは、そのことを語れるように励ますことが第一歩になります。看護師は他者の話を聞くことが得意です。面談で看護師の看護経験を語ってもらい、その語りがラダーではどのレベルに該当するのかを一緒に考えることから始めます。

＊

クリニカルラダーは看護師の能力を評価することで人事考課と直結させ、看護師の能力を価値づけ、賃金に反映することのできるシステムでもあります。キャリアは生き方であると同時に、生きる手段として生活の支えにもなります。生きる術としてのキャリアが自己実現とつながっていなければ、看護実践が自分にとって過酷な日常となり立ち去りたくなるでしょう。だからこそ、クリニカルラダーの目的が、看護師個々のキャリアデザインを支援するツールとしての位置づけであってほしいと思います。

●参考文献
1）濱田安岐子：看護管理者のためのキャリアデザイン支援術，メディカ出版，2020.
2）立野了嗣：「経験代謝」によるキャリアカウンセリング―自己を見つめ、学びを得る力，晃洋書房，2017.

● NPO 法人看護職キャリアサポート
神奈川県横浜市西区高島 2-5-14-302
mail：info@nurse-cs.com
https://www.nurse-cs.com/

〈解説 4〉給与
運用のしやすさを考慮したシンプルな給与設計を

社会保険労務士法人 Nice-One
代表／社会保険労務士
中山 伸雄
（なかやま のぶお）

クリニカルラダーと給与との連動について、具体的な方法や留意点、制度化による利点などを解説いただきます。

現在、多くの医療機関でキャリア開発や評価を主な目的としてクリニカルラダーが導入されています。しかし、ラダーを給与処遇と連動させているところは少ないのではないでしょうか。ラダーを用いて人事評価をしていくのであれば、給与制度と連動させラダーに基づいた人事評価制度と一体化することは、看護師の意欲向上や給与に関する不満の解消、ひいてはラダーに取り組む姿勢を醸成するためにも重要なことではないでしょうか。

本稿では訪問看護ステーションや高齢者ケア施設など、比較的中小規模の事業所でのラダーと給与処遇との連動について、筆者が社会保険労務士としてさまざまな事業所から受けてきた給与に関する相談内容を基に紹介します。

給与との連動はなるべくシンプルに

給与とラダーを連動させる制度設計において重要なことは、まず「シンプルであること」です。これは「看護師目線である」ということでもあります。そもそもクリニカルラダーは、看護師のキャリア開発や適切な評価を目的とした「看護師のため」のものです。給与に連動させる場合においても、細かい制度設計をした結果、主役である看護師が専門的過ぎてわかりづらいものとならないよう、なるべくシンプルに、誰にでもわかりやすくつくることが重要です。

特に訪問看護ステーションにおいては、ラダーを運用する担当者は他の業務を兼任していることが多いため、「運用しやすいラダーである」ことが求められます。そもそも職員全員が納得し、誰もが喜ぶ「完璧な評価制度と賃金制度」など、この世には存在しません。完璧を求めて細かく制度設計するよりも、なるべくシンプルにわかりやすくすることを主眼にするとよいと思います。

給与との連動のあり方・考え方

ここでは、クリニカルラダーを「等級制度」に落とし込み、給与と連動させる際の一般的な方法や考えを述べていきます。

●「給与」の全体像

給与は、大きく「基本給」と「手当」から構成されています（図1）。そのうち、基本給は能力・勤続年数・職務などを評価し、一般的には「賃金表（俸給表）」に当てはめ、各人ごとに金額を決定します。一方、手当は家族手当などといった属人的なものから、役職手当や資格手当など仕事の内容や能力に応じたものまでさまざまな種類があります。

●基本給との連動

給与にラダーを連動させる場合は、まず「基本給」と連動させることを考えます。基本給の内訳には主に「①年齢給」「②勤続給」「③能力給（職能給）」があります。ラダーとの連動はいわゆる能力に対する給与となるため、主に「③能力給（職能給）」が対象になります。

賃金体系図　図1

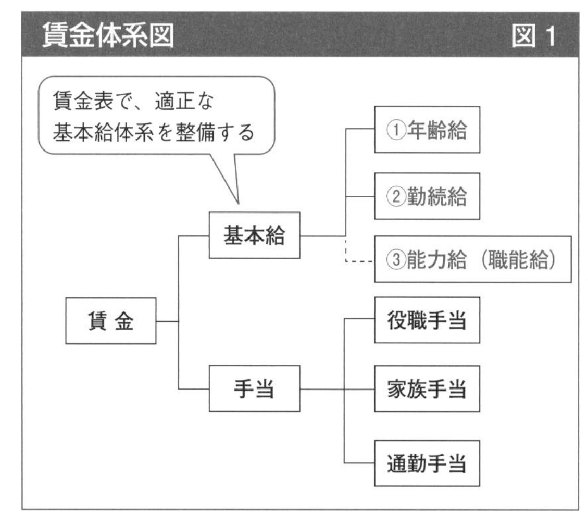

＜等級ごとの基本給を決める＞

表1[1] は、日本看護協会が作成したキャリア開発ラダーのレベル例です。例えば、この等級制度において新人はレベルⅠに該当し、「看護実践能力」としては“基本的な看護手順に従い必要に応じ助言を得て看護を実践する”ことが要求され、ほかに求められる能力として「組織的役割遂行能力」「自己教育・研究能力」がそれぞれ例示されています。人事評価によって、

キャリア開発ラダーのレベル例　表1

等級	職位	ラダーレベル	看護実践能力	組織的役割遂行能力	自己教育・研究能力
5～7	熟練	レベルⅤ	より複雑な状況において、ケアの受け手にとっての最適な手段を選択しQOLを高めるための看護を実践する	所属を超え、看護部や病院から求められる役割を遂行できる 看護単位の課題に対し、具体的解決を図れる	単独で専門領域や高度な看護技術等についての自己教育活動を展開することができる 主となり研究活動を実践できる 看護単位における教育的役割がとれる
4	中級	レベルⅣ	幅広い視野で予測的判断を持ち看護を実践する	所属する職場で、特殊なまたは専門的な能力を必要とされる役割、または指導的な役割（学生指導、業務改善係、学習会係、教育委員、リスクマネジメント係など）を遂行できる 看護単位の課題の明確化ができる	自己のキャリア開発に関して目指す方向に主体的に研究に取り組み、後輩のロールモデルとなることができる
3		レベルⅢ	ケアの受け手に合う個別的な看護を実践する	所属する職場で、組織的役割が遂行できる。看護チームでは、チームリーダーやコーディネーターの役割、病棟での係としては、創造的能力を要求される係の役割を遂行できる	自己の学習活動に積極的に取り組むとともに、新人や看護学生に対する指導的な役割を実践することができる
2		レベルⅡ	標準的な看護計画に基づき自立して看護を実践する	組織の一員としての役割が理解でき、部署の目標達成に向けて、基準や手順を順守した行動がとれる。日々の看護業務においてリーダーシップがとれる	自己の課題を明確化し、達成に向けた学習活動を展開することができる
1	新人	レベルⅠ	基本的な看護手順に従い必要に応じ助言を得て看護を実践する	責任の最も軽い、難易度の最も低い、軽微な組織の役割を果たす。看護チームでは、フォロワーやチームメンバーの役割、病棟での係としては簡単なルーチンの係の役割を遂行できる	自己の課題を指導によって発見し、自主的な学習に取り組むことができる

〈出典〉日本看護協会：看護職のキャリアと連動した賃金モデル－多様な働き方とやりがいを支える評価・処遇，p.6・14，2019. より一部改変引用

等級ごとの基本給の幅（例）　表2

等級	基本給の幅
5～7	300000円　～　（※）
4	270000円　～　310000円
3	230000円　～　280000円
2	210000円　～　240000円
1	180000円　～　210000円

（金額は参考数値）
※5等級以上は事業所規模によって等級数・上限値が異なるため、上限額は割愛

それらが「できるようになった」と評価されたら上位等級に移っていくというキャリアアップを見える化したものです。

次に、この等級に基づいた「等級ごとの基本給の幅」を決めます。あくまでも参考例ですが、**表2**のようなイメージです。「手当」はこれに含まれません。

この基本給の幅を決めるのが難しいと言われることがありますが、ここでは「時間単価を割り出して決める」という方法を紹介します。そもそも休日数や所定労働時間は事業所によってさまざまなので、単に基本給の金額だけでは相場との比較が難しいものです。その点、時間単価を割り出すと相場との比較や自事業所での適正額の算出という意味ではイメージしやすいかもしれません（**図2**）。

＜昇給表を作成する＞

等級ごとの基本給の幅が決まったら、次は「昇給表」を作成します。これは、①どの等級の人が、②どの評価だったら、③いくら昇給するのか、の基準を決めた表です。ラダーを活用して各職員を評価するわけですから、その評価を活用し昇給に連動させるという作業になります。例えば、**表3**のようにS・A・B・C・Dの5段階評価とし、1等級の職員がB評価（まずまずの合格点）だった場合は月額3000円の昇給ということになります。査定時期に前年の評価を確定し、その評価によって昇給額を決めます。表3では等級が上がる（4等級以上）と、評価によっては減額されることもあるという設計です。「給与との連動」では、この評価と昇給表の設計が最も重要な部分の1つといえます。

なお、表3はシンプルに千円単位刻みの幅に

基本給の決め方―時間単価を割り出す　図2

【基本給の決め方がわからない場合は「時間単価」でイメージする】
基本給から「時間単価」を割り出すと、適正額が算出されます。

（例）　事業所の1人当たり月平均所定労働時間が、「164時間」の場合……
①　月給20万円　⇒　20万÷164時間≒時給「1220円」
②　月給30万円　⇒　30万÷164時間≒時給「1829円」

例えば1等級の人は、時給でいうと1200円～1400円で設定したい場合
⇒　1200円×164時間 = 19万6800円　（約19万7000円）
⇒　1400円×164時間 = 22万9600円　（約23万円）

1等級の基本給の幅は「19万7000円～23万円」となる

昇級表（例） **表3**

	年間評価に基づく昇給額（円／月）				
	1等級	2等級	3等級	4等級	5等級以上
S	7000	7000	7000	10000	12000
A	5000	5000	5000	7000	10000
B（普通）	3000	3000	3000	3000	3000
C	2000	2000	2000	1000	0
D	0	0	0	-1000	-2000

賃金表（例） **表4**

1等級	2等級	3等級	4等級	5等級以上
18～21万円	21～24万円	23～28万円	27～31万円	30万円以上
180000	210000	230000	270000	300000
181000	211000	231000	271000	301000
182000	212000	232000	272000	302000
183000	213000	233000	273000	303000
184000	214000	234000	274000	304000
185000	215000	235000	275000	305000
186000	216000	236000	276000	306000
187000	217000	237000	277000	307000
188000	218000	238000	278000	308000
中略				
210000	240000	280000	310000	－

注：5等級以上は事業所規模によって等級数・上限値が異なるため、上限額は割愛

してありますが、昇給にも「時間単価」を基に考える方法があります。例えば月平均所定労働時間164時間の事業所の場合、「月1000円の昇給」となると「月額1000円÷所定労働時間164時間＝時給6円のアップ」となります。時給換算で考えると、表づくりのヒントになるかもしれません。

＜賃金表の作成＞

これまで述べてきた「基本給の幅」と「昇給表」が決まれば、自ずと賃金表（基本給の表）が完成します。これもあくまでも参考になりますが、本稿で挙げた「等級ごとの基本給の幅」「昇給表」の考え方を基に作成した賃金表のイメージを示します（**表4**）。例えば、基本給18万円の人が、年間評価がBだった場合は、3000円昇給して18万3000円になる、というものです。

●手当との連動

月額給与の中で固定的に支払われる手当には、以下のようなものがあります。

①職責等に係る手当（例：職務手当・役職手当・資格手当など）
②福利厚生に係る手当（例：家族手当など）
③仕事をする上で職員が負担する費用に係る手当（通勤手当など）

このうち、ラダーに基づいた給与との連動で考慮するのは①になります。特に役職手当が検討の中心になるのではないでしょうか。

基本給と役職手当を分けるメリットについて、まず、「基本給」に反映させる場合は相当の理由がない限り一度確定した額をむやみに減額することはできません。一方、「手当」の場合は「その事由がなくなった」となれば、原則として減額（手当をなくす）が可能です。逆に「その事由が生じた」ときは、手当を付加することも容易です。

（例）

・役職が下がったため役職手当の額が下がる（逆もあり）
・扶養家族がいなくなったため家族手当がなくなるなど

このように、手当は「事由に対する報酬」であるため、給与規程等に事由を明確にしておけば柔軟な対応が可能です。ラダーと連動させる場合は、等級が変わる場合に増減可能な手当として、自事業所にはどういうものが必要かを考え検討しましょう。

●参考文献

1）公益社団法人日本看護協会：看護職のキャリアと連動した賃金モデル―多様な働き方とやりがいを支える評価・処遇, p.14, 2019, https://www.nurse.or.jp/home/publication/pdf/fukyukeihatsu/wage_model.pdf［2021.2.26確認］

第3章

「看護師のクリニカルラダー（日本看護協会版）」の導入

〈解説1〉あらゆる施設・場で活用してほしい　川本 利恵子

〈解説2〉自事業所ラダーのつくり方　小澤 茉祐

〈解説１〉
あらゆる施設・場で活用してほしい

＊本稿は、小誌2016年6月号の記事を再掲載しています。なお、筆者の所属は当時のものです。

公益社団法人日本看護協会
常任理事
川本 利恵子
（かわもと りえこ）

日本看護協会は、多様な施設・場で活用可能な標準化されたクリニカルラダーとして「看護師のクリニカルラダー（日本看護協会版）」を開発。その目的や経緯、今後の展望などについて述べていただきます。

開発の経緯と目的

日本看護協会は「看護師のクリニカルラダー（日本看護協会版）」（以下：本ラダー）を開発しました。まずはその経緯と目的について説明します。

●基盤となる看護実践能力を育成する必要性

開発に至った背景には、皆さますでによくご存じの2025年問題があります（**図1**）。少子超高齢社会を迎え、日本全体の医療提供体制が大きく変化します。看護の提供体制も変化せざるを得ない状況になり、特に皆さまの活動の場である在宅・介護福祉施設領域での看護の役割と活躍が非常に重要になってきました。

本会はこの変化に対応するため、考え方を大きく変換（パラダイム・シフト）し、生命維持を基盤に人がその人らしく生きることを支える看護本来の姿に焦点を当て、それを軸にした看護の活動の方向性を整理しました。この内容をまとめたのが、2015年6月に公表した「看護の将来ビジョン」＊です。

これまで看護職の主な活動の場は病院でした。病院で行われる看護は、生命維持や疾病からの健康回復に主眼が置かれていました。しかし、今日の日本では病院に限らず在宅医療に至るまでのすべての健康段階、あらゆる施設・場で看護が行われる時代になりました。病院・在宅・高齢者介護施設の間で切れ目なく、“暮らしと医療を支える看護”が提供されることが必要とされています。

これからますます看護の提供の場は拡大し、看護内容や働き方も多様化していきます。そのような中、看護職が多様な場で働くことができるよう、本会ではすべての看護職に共通する看護の核と基盤となる盤石な看護実践能力の強化・育成が必要であると考えました（**図2**）。

＊「2025年に向けた看護の挑戦　看護の将来ビジョン」https://www.nurse.or.jp/home/about/vision/index.html［2021.2.15確認］

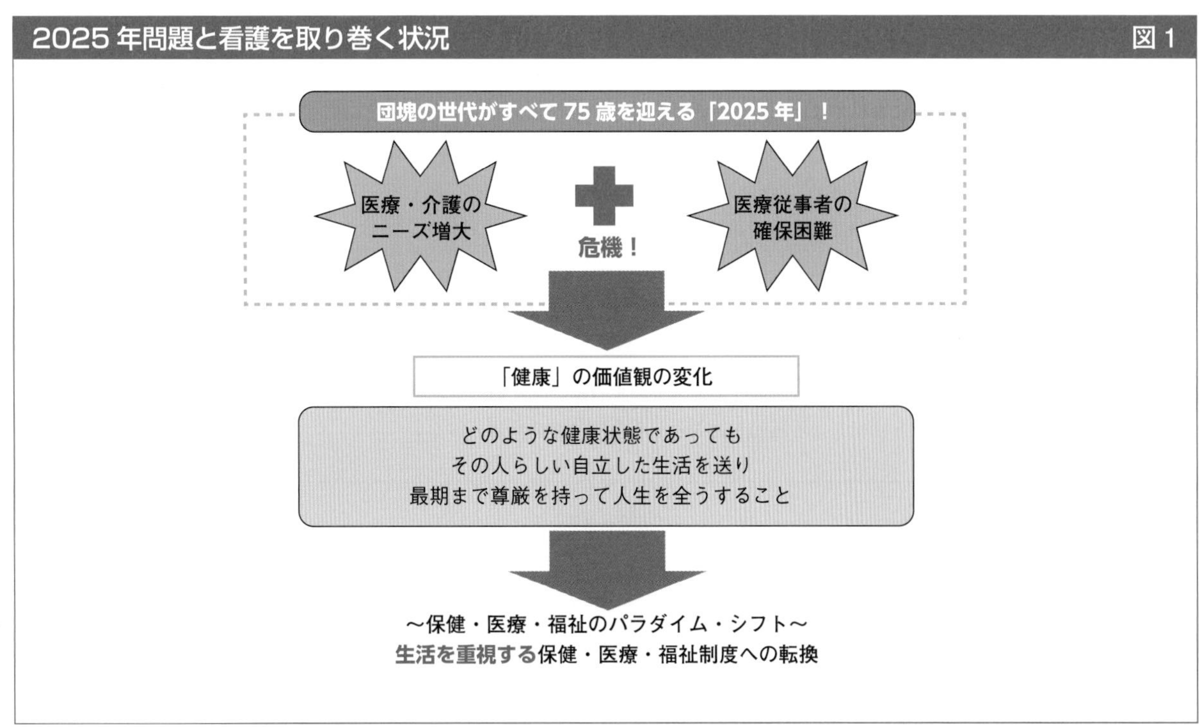
2025年問題と看護を取り巻く状況
図1
団塊の世代がすべて75歳を迎える「2025年」！
医療・介護の
ニーズ増大
危機！
医療従事者の
確保困難
「健康」の価値観の変化
どのような健康状態であっても
その人らしい自立した生活を送り
最期まで尊厳を持って人生を全うすること
〜保健・医療・福祉のパラダイム・シフト〜
生活を重視する保健・医療・福祉制度への転換

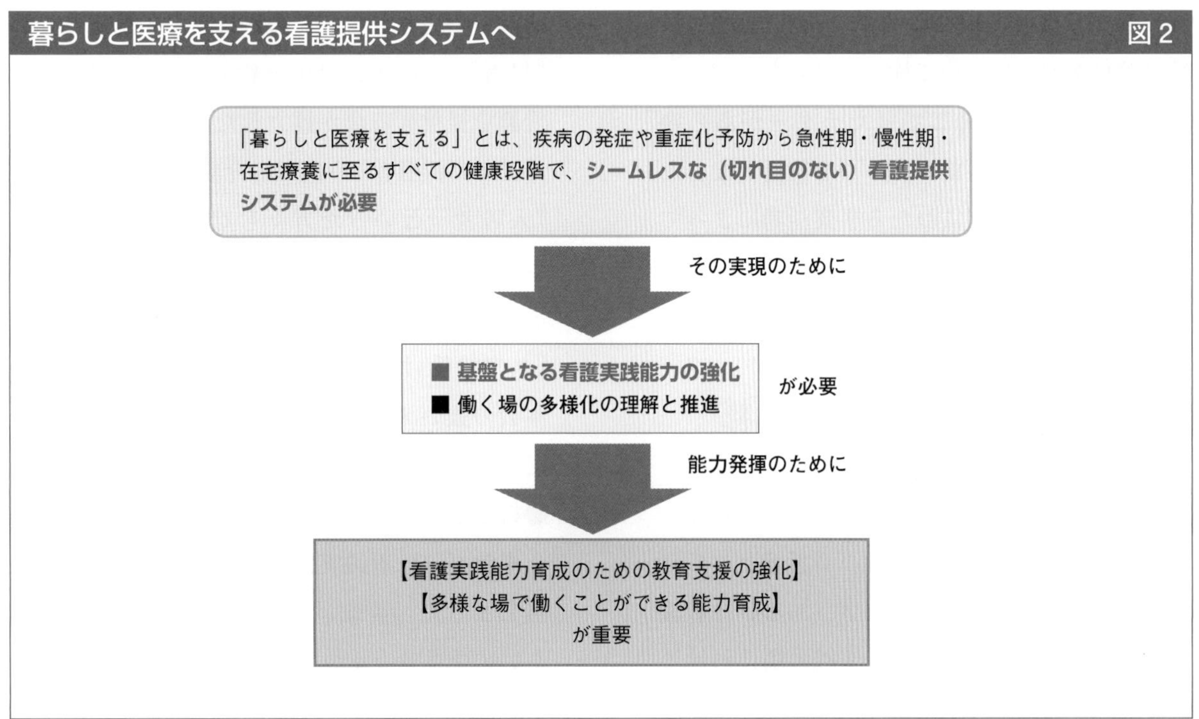

在宅療養に至るすべての健康段階で、シームレスな（切れ目のない）看護提供
システムが必要
その実現のために

能力発揮のために

●オールジャパンで活用できるラダーを開発

本会はこれまで、継続教育の基準の策定や研修などを実施してきました。しかし、基本的な看護実践能力の育成は各施設に委ねている状況で、特に在宅領域の看護職への育成支援は十分とはいえない状況でした（表・図3）。034・035ページ

そこで、本会はすべての場で活動する看護職に対して看護実践能力の育成支援を行うことはできないかと考えました。“オールジャパン”で看護実践能力を測定できるツールとしてのクリニカルラダー（看護実践能力習熟段階）と、それに基づく教育プログラムの開発に取り組み

継続教育に関する現状と課題　表

- 医療施設においては、独自にクリニカルラダー（臨地における看護実践のレベル）やキャリアラダー（看護実践能力だけでなく管理的な能力等を含む）を開発し、教育支援や目標管理に活用
- 中小規模病院や高齢者介護施設、訪問看護ステーション等における教育支援体制の強化が必要
- 医療提供体制の変化と働く場の多様化に伴い、あらゆる施設や場で活動可能な看護師の育成が急務である
- 継続教育の仕組みには、専門看護師や認定看護師等、専門分野に特化したものがあるが、専門分野を持たない看護師を対象とした全国標準の仕組みはない

ました。

2014年度は、重点事業「看護実践能力強化とその体制整備」を開始し、看護実践能力の標準的な指標となるクリニカルラダーの開発とそれに基づく保証・担保に関する認証制度設計、教育プログラムについて検討しました。

2015年度は、開発してきたラダーがあらゆる施設・場で活用可能かどうかを検討しました。

このように2年間にわたる事業活動によって、本ラダーを開発しました。

日本看護協会が考える看護実践能力と本ラダーの核

●看護実践能力の定義

本ラダーの開発の過程では、看護師として身につけておかなければならない、あるいは看護基礎教育で培われる能力を、実践の場における看護実践能力としてどのように位置づけるかが議論となりました。結果、看護実践能力を「論理的な思考と正確な看護技術を基盤に、ケアの受け手のニーズに応じた看護を臨地で実践する能力」と定義することにしました。また、本ラダーはスタート地点のレベルを統一するため、対象を「看護基礎教育を3年以上受けた」ということで看護師に限定しました。よって、名称を「看護師のクリニカルラダー（日本看護協会版）」としました。

なお、看護実践能力の定義の中で注目してほしい表現があります。これまで看護の対象者は病院で療養されている方がほとんどだったため、“患者”という表現が一般的でした。しかし、看護を提供する場が拡大したことにより、訪問看護の“利用者”や高齢者介護施設の“入所者”“入居者”といった方々も対象となりました。本ラダーはあらゆる施設・場で活用できることを意識したため、あえて患者という表現は避け、「ケアの受け手」としたのです。この表現に、本会の強いメッセージがあることをご理解いただければと思います。

●核となる4つの力

本ラダーは看護実践能力の核となる力を導き出しました。詳細は資料（094〜111ページ）を参照していただきたいのですが、4つの力は「ニーズをとらえる力」「ケアする力」「協働する力」「意思決定を支える力」です。この力を段階的に習熟させていくという5段階表です。

また、看護実践能力は実践を繰り返していく中で蓄積・習熟されていきます。本ラダーではレベル毎に実践できる内容を思い浮かべられるように、具体的な行動目標を示しています。

日本における看護実践の現状と課題　図3

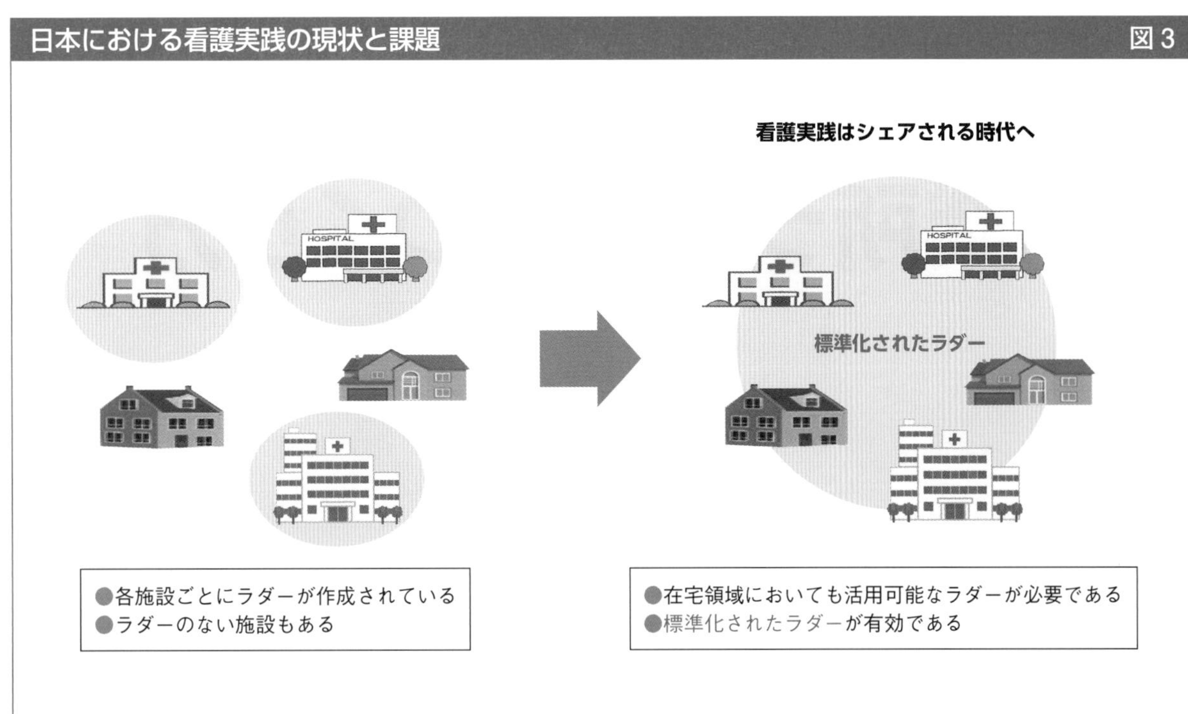
看護実践はシェアされる時代へ
HOSPITAL
HOSPITAL
標準化されたラダー
●各施設ごとにラダーが作成されている
●ラダーのない施設もある
●在宅領域においても活用可能なラダーが必要である
●標準化されたラダーが有効である

本ラダーをベースにしたキャリア開発

クリニカルラダーは各組織、特に病院ではすでに運用している所が多く、施設内の教育での活用に限らず、キャリア支援でも使用されているようです。そのため、クリニカルラダーと呼ばれているものの中には、その組織の中でどのようにキャリアを積んでいくかを示したキャリアラダーもあり、混同して用いられている場合もあります。厳密にいうと、クリニカルは"臨地"を、ラダーは"はしご"を示しており、キャリアラダーとは異なります。

本ラダーは、臨地の看護実践能力に焦点を当てていますので、多様な働き方ができるような看護実践能力を身につけていくための指標として有効です。これからは看護師がこれまでのキャリアや能力を生かし、多様な働き方・場の中から自分に合ったキャリアを選択する場合も多くなると思いますので、自身のレベルやステップアップに必要な課題を確認できるツールとしても活用できると考えています。

今後の展望

クリニカルラダーをすでに運用している施設もあるかと思いますが、整備されていない訪問看護ステーションや高齢者介護施設も多いのではないでしょうか。本ラダーは日本全体のあらゆる施設・場で通用する物差しとなることをめざしていますが､本ラダーについて､現場の方々から「訪問看護ステーションや高齢者介護施設で運用できる可能性があり、興味深い」などと評価をいただいております。皆さまに活用していただくことで、在宅・介護福祉施設領域の看護実践を可視化することも可能になるのではないかと期待しています。

今後、本会は本ラダーを基盤にした看護実践能力の担保あるいは保証の制度設計に取り組んでいくことを考えています。

〈解説 2〉自事業所ラダーのつくり方

公益社団法人日本看護協会
教育研究部継続教育課
小澤 茉祐
（おざわ まゆ）

本稿では、訪問看護ステーションや高齢者介護施設等が、「看護師のクリニカルラダー（日本看護協会版）」を導入して自事業所のラダーを作成する場合について、押さえるべきポイントやプロセスを解説していただきます。

はじめに

看護師の就業先や働き方が多様化する中、看護実践能力育成のための標準的指標として、「看護師のクリニカルラダー（日本看護協会版）」（以下：本ラダー）が浸透しつつあります。働く場によって、求められる具体的な知識や看護実践の内容・方法等は異なるとしても、看護実践能力の核となるものは同じというのが本ラダーの考え方です。この、核となる看護実践能力を、共通の指標に基づき可視化することができる本ラダーは、さまざまな場を経験した後に入職する既卒看護師の多い訪問看護ステーションや高齢者介護施設等でこそ、導入し活用していただく意義が非常に高いと感じています。本ラダーを基に各事業所でラダーを作成・運用していただくことで、看護師１人ひとりが積み重ねてきた看護実践能力を標準的指標によって可視化することができるとともに、新たな入職者に対し自事業所のめざす看護や具体的な看護実践を伝えることが可能になるからです。

本ラダーを導入して自事業所ラダーを作成する際には、①すでにある自事業所や法人のラダーを見直す場合と、②これまでに自事業所のラダーがなく初めてラダーを作成する場合が考えられます。ここでは、主に②を想定して取り組みのポイントおよびプロセスを紹介します。

ラダー作成のポイント①
「人材育成」のためのツールという共通認識

●自事業所で育成したい看護師の姿や行動を具体的にイメージする

各事業所で教育体制の整備をすすめていく上で最も重要なのは「自分の事業所では具体的にどのような行動ができる看護師の育成をめざしていくか？」という未来のイメージです。本稿では、この各事業所で求められる行動ができる看護師を「めざす看護師像」と位置づけ、説明します。この「めざす看護師像」を明確にすることで、それぞれの事業所に合った教育と、教育のためのラダーの方向性が示されます。各事業所内でよく話し合って言語化し、関係者の間で「めざす看護師像」を共有することが大切です。

●ラダーは「スタッフの成長を支えるためのもの」という認識を大切にする

ラダーを作成し、人材育成のツールとして十分に活用するには、事業所のスタッフ全員がラダーの趣旨を理解していることが大切です。スタッフにとって「ラダーは管理者から評価されるための物差し」という理解にならないよう、検討段階からラダーの目的が「スタッフの成長を支えるためのもの」であることを全員の共通認識とした上ですすめていくことが重要です。

ラダー作成のポイント②
無理なく、完璧を追い求めず作成をすすめる

●他の訪問看護ステーション・高齢者介護施設のラダーを参考にする

完璧なラダーをゼロから作成しなければ……と考えると、なかなか着手できないかもしれません。すでに作成されている訪問看護ステーションや高齢者介護施設のラダー等を参考にして、自事業所に合う内容を取り入れることをお勧めします。ただし、その場合も、ポイント①で示した「めざす看護師像」の丁寧な検討は欠かせません。表現の仕方等は他事業所を参考にし、無理なく作成に取り組んでいただければと思います。

●まずは作成して運用を開始し、様子を見ながら修正を加えていく

いったんラダーと実践例を作成したら、まずは運用を開始してみるとよいと思います。運用開始前にスタッフ等から意見を聞いて修正するのも1つの方法です。そして、運用していく中で出てきた課題を踏まえて適宜改善していく、そのようなサイクルを回しながら使っていくとよいでしょう。スタッフとラダーの目的や使い方について認識を共有するためにも、意見を聞きながら使い始めてみることが大切です。

ラダー作成のプロセス

「『看護師のクリニカルラダー（日本看護協会版）』活用のための手引き　2. 導入・活用編」[*1]（以下：手引き）の中で提案しているフローチャートを基に、これまで自事業所のラダーがなかった場合における本ラダーの導入の仕方を説明します（038ページ**図1**）。

〈共通 Step1〉

本ラダー導入・自事業所ラダー作成に向けた検討グループの組織化

手引きでは、看護師の人数が少ない訪問看護ステーションや高齢者介護施設の場合、複数事業所が協働で実施する方法が有効と説明していますが、そのような方法にこだわらず、人数が少ないからこそ、自事業所内の職員全員でラダー作成に取り組んでいくことも有意義であると考えます。何のために自事業所でラダーを活用したいのか、どんな看護実践をめざすのか等、教育体制を検討する管理者のみならず、スタッフ全員で話し合いながら進めていくことで、その後の運用が円滑になることが期待できます。

〈共通 Step2〉

本ラダーの共通認識

まずは本ラダーの背景や目的を理解するとともに、本ラダーが4つの看護実践能力とレベルに応じた行動目標で構成されていること等を確認しましょう。自事業所の形態に近い施設の「実践例」もご確認ください（100～111ページ**資料**）。「実践例」は、本ラダーで「行動目標」として抽象的に表現さ

＊1　https://www.nurse.or.jp/home/publication/pdf/fukyukeihatsu/guidance02.pdf［2020.2.25 確認］

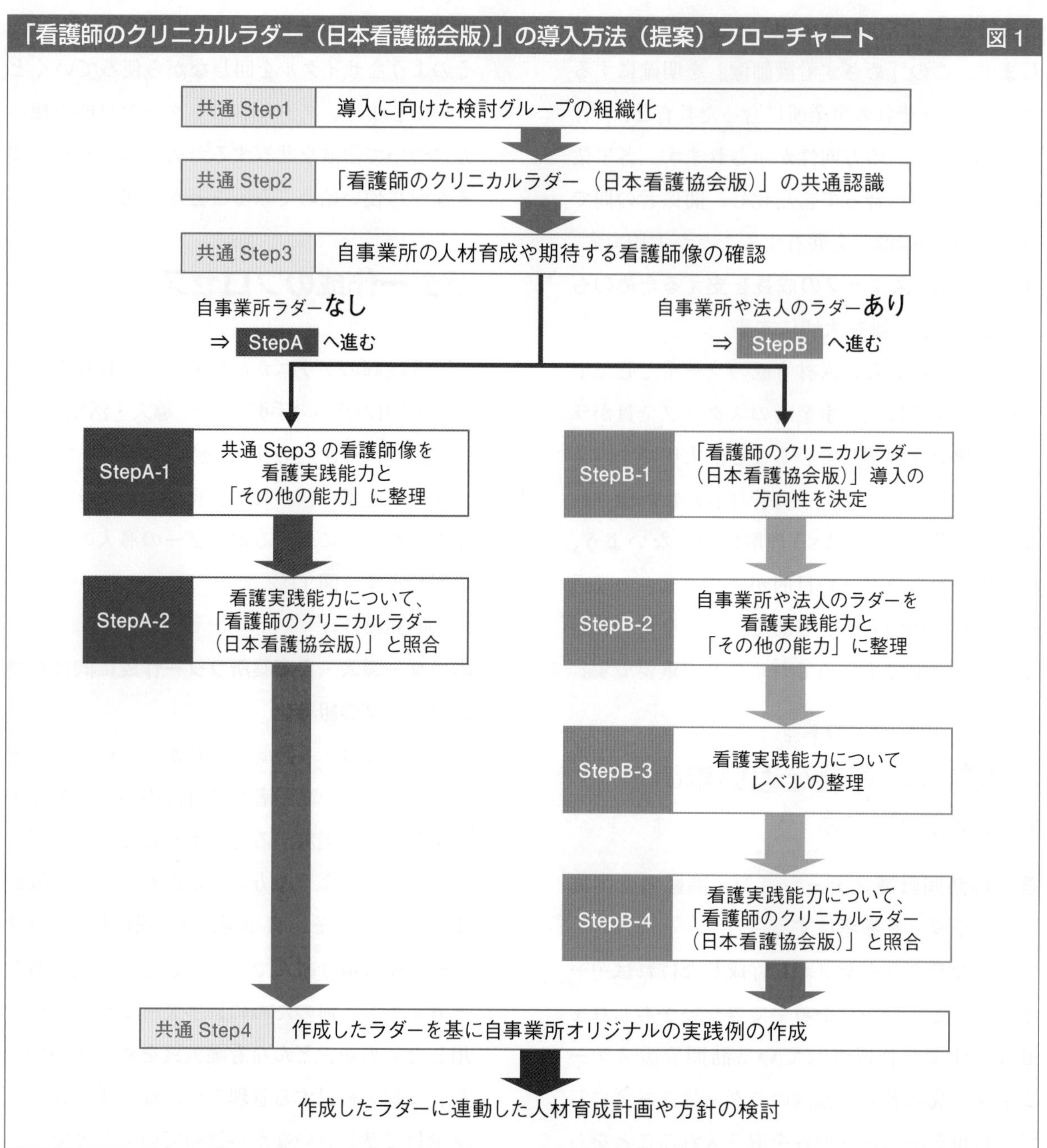

れていることを、高齢者介護施設・訪問看護ステーション・病院別に、具体的な看護実践に落とし込んだらどんな内容になるのか、ということを表した「例」です。「自事業所であればこの実践例はどのような内容になるだろう？」とイメージしながら読みすすめることをお勧めします。

〈共通 Step3〉

自事業所の人材育成やめざす看護師像の確認

実際に自事業所の人材育成のあり方やめざす看護師像などについて考え、言語化する段階です。

①自事業所が提供したい医療・看護の整理／自事業所の特徴

自事業所がホームページ等で外部向けに紹介しているような理念やビジョンの中に、提供したい医療・看護や特徴（地域における役割や、施設形態等による特色）が表れていると思いますので、まずその内容を確認しましょう。

②めざす看護師像の整理／自事業所の看護師に必要な能力の整理

抽象的でも構わないので、自事業所で育成し

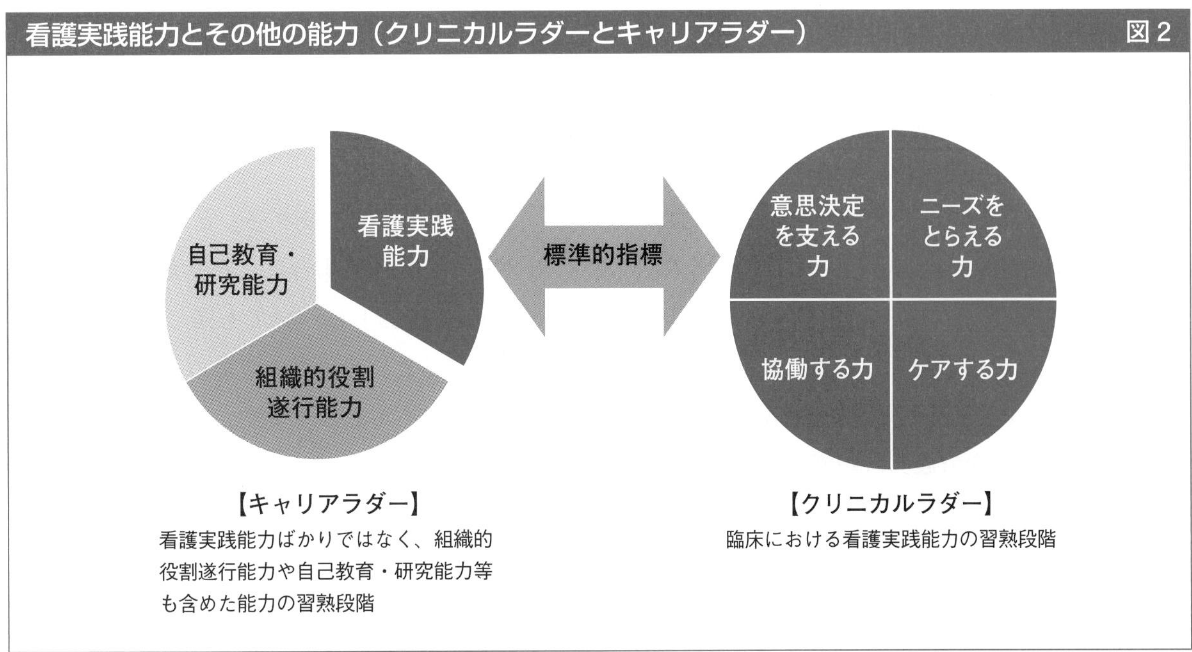

たい“めざす看護師像”を「○○な看護師」などの形で書き出してみましょう。皆が同じ認識を持つためにも、言葉にすることが重要です。ここで書き出した言葉が、今後、自事業所のラダーを作成していく方向性を示すものであり、ラダーを作成する中で迷いが生じたときに立ち返る“基盤”となります。また、スタッフも含め全員でこの作業を行うことで、認識のズレを生まないための“目線合わせ”にもなります。「○○な看護師」は、どのような行動をとることが求められるのかについて、「○○ができる」の形で示すものです。1つでも複数でも構わないので、まずは書き出してみましょう。

次に、StepAにすすみます。

〈StepA-1〉

めざす看護師像を「看護実践能力」と「その他の能力」に整理

共通Step3で書き出した、めざす看護師像「○○な看護師」について、看護実践能力と「その他の能力」に仕分けます。「その他の能力」とは、各事業所の理念等に応じて求められる、看護実践能力以外の能力のことです。例えば、専門職として自らの技能の向上や科学的追究を行う「自己教育・研究能力」、チームや自事業所内で求められる役割を実行する「組織的役割遂行能力」などがあります。自事業所のめざす看護師像の「○○ができる」という行動を実践する上で、看護実践能力以外に必要と思われる能力を追加してもよいでしょう。

この「その他の能力」について習熟段階を示したい場合には、レベル毎の行動目標を作成し、「キャリアラダー」として作成します（**図2**）。これは、各事業所の理念等に応じて、どのようなラダーをつくり込むかを検討することになります。その他の能力を追加してキャリアラダーを作成した施設の事例は『「看護師のクリニカルラダー（日本看護協会版）活用ガイド」[*2]などで紹介していますので、参考にしてください。

〈StepA-2〉

看護実践能力について、本ラダーと照合

本ラダーは、看護師がさまざまに職場を変わる中でも、その人の持つ看護実践能力を標準的指標で可視化するためのものです。そのため、

＊2 公益社団法人日本看護協会編：看護実践能力の向上に向けて「看護師のクリニカルラダー（日本看護協会版）」活用ガイド，日本看護協会出版会，2019.

看護実践能力については、本ラダーの看護実践能力の４つの分類や行動目標等は変更せずに導入いただくことをお勧めしています。

StepA-2では、自事業所のめざす看護師像の「○○ができる」という行動のうち、看護実践能力に仕分けたものが、本ラダーとどのようにつながるかを確認します。まず、本ラダーの「レベル毎の定義」を自事業所の看護実践に照らし合わせ、レベルⅠ～Ⅴそれぞれが、どんな患者・利用者にどのような看護実践ができる段階なのかについて考えてみましょう。この作業をとおして、自事業所のめざす看護師像はどのような段階を経て育成されていくのか、職員全員で“目線合わせ”をすることができます。その上で、めざす看護師像の「○○ができる」の１つひとつは、本ラダーの４つの看護実践能力それぞれの「レベル毎の目標」のどこに位置づくのか、さらに考えを深めていきます。このプロセスを経ることで、抽象的に書かれている本ラダーの内容に対する理解が深化するとともに、自事業所で育成したい看護師に求められる行動や看護実践のイメージがより具体化し、実践例を作成する土台となります。また、この過程において考えたことを書き出しておくと、次の共通Step4の作業で役に立ちます。

〈共通 Step4〉

作成したラダーを基に自事業所オリジナルの実践例を作成

共通Step4では、本ラダーの４つの看護実践能力におけるそれぞれの「行動目標」を、具体的に自事業所の看護実践の「実践例」に落とし込みます。「ラダーに書いてあるこの行動目標は、私たちの事業所ではどんな看護や行動ができることを表しているか？」などと意見交換をしながら、StepA-2で行った自事業所のめざす看護師像で求められる行動や看護実践と本ラダーとの照合を基に、アイデアを出していくとよいかと思います。さまざまなスタッフの意見を聞いてみるのもよいでしょう。ここで出た意見は、それぞれの行動目標の下に「実践例」として書き出し、全体のバランスを見ながら整理していきましょう。

また、「キャリアラダー」として自事業所のラダーを作成する場合は、看護実践能力以外の「その他の能力」についても同じように実践例を作成すると、自事業所で求める行動をより具体的に示すものとなります。

おわりに

実践例まで作成したら、自事業所のラダーはいったん完成します。事業所内の全職員で完成したラダーを読み合わせたり、実際に運用を始めたりしながら、より自事業所に合ったものにブラッシュアップしていくとよいと思います。

ラダーは、それぞれの事業所でめざす看護と看護実践を伝えるものであり、事業所で働く看護師の看護実践能力の向上や専門職としての成長を、教育によって支えるためのものです。訪問看護ステーションや高齢者介護施設をはじめ、さまざまな場で、１人ひとりの看護師の活躍を支える教育的支援が求められています。本稿でお示しした内容が、皆さまの事業所の教育体制の整備に少しでもお役に立てば幸いです。

●公益社団法人日本看護協会
東京都渋谷区神宮前 5-8-2
TEL 03-5778-8831
https://www.nurse.or.jp/

第4章

各機関・事業所のクリニカルラダー

〈報告1〉滋賀県看護協会
JNAラダーを基に滋賀県に合ったラダーを作成
駒井 和子

〈報告2〉東京都訪問看護ステーション協会
訪問看護の場に即したキャリアラダーの作成
遠藤 貴栄・村崎 佳代子

〈報告3〉長野県看護協会
訪問看護師としての自信とやりがいを感じるために
矢口 亜希子

〈報告4〉京都府看護協会
特養の看護師のキャリアアップをめざして
辻村 美春

〈報告5〉ウィル訪問看護ステーション
ステーションの行動指針を基本として立案・作成
岩本 大希

〈報告6〉西宮市訪問看護センター
看看連携と切れ目のない看護提供の実現に向けて
山﨑 和代

〈報告7〉訪問看護ステーションハートフリーやすらぎ
新卒訪問看護師が安心して成長できる環境をサポート
大橋 奈美

〈報告 1〉滋賀県看護協会
JNAラダーを基に滋賀県に合ったラダーを作成

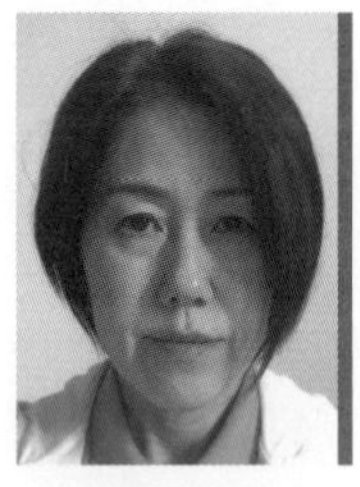

医療法人青葉会
訪問看護ステーションさと水口 統括所長
滋賀県訪問看護ステーション連絡協議会 会長
訪問看護認定看護師

駒井 和子
（こまい かずこ）

滋賀県立総合保健専門学校卒業後、滋賀医科大学医学部附属病院に勤務。1996 年から訪問看護に従事し、2015 年 12 月より現職。2011 年訪問看護認定看護師資格取得。2016 年 3 月、滋賀医科大学大学院医学系研究科修士課程看護学専攻修了。

「滋賀県版訪問看護師クリニカルラダー」と「ステップアップシート」を作成した滋賀県看護協会。それらの作成経緯、導入における課題・対応、活用の効果などを報告いただきます。なお、本稿は小誌2017年5月号の記事に加筆・修正し、掲載しています。

「滋賀県版訪問看護師クリニカルラダー」作成の経緯

●明らかになった4つの課題

滋賀県看護協会は、県下の訪問看護ステーションの課題に総合的に取り組む部門として、2015年5月1日、協会内に「訪問看護支援センター」を設置しました。同センターでは、訪問看護ステーションの機能強化や、訪問看護師の人材確保・育成・キャリアアップなどの支援を行っています。

同協会が2015年3月に行った「滋賀県内訪問看護ステーションの総合的な支援に関する調査」の結果から、県下の訪問看護ステーションの主たる課題は「安定的な運営と経営」「看護職の確保」「人材育成・訪問看護師の質の向上」「働きやすい職場環境の整備」の4点であることが明らかになりました。そして、これらの課題解決で重要となるのは教育体制であると確認され、同センターに「研修体系検討委員会」（以下：委員会）を設置し、県下の訪問看護師の教育について検討することになりました。委員は同協会会長や訪問看護ステーションの管理者、在宅看護専門看護師、保健師、学識経験者など10人で構成され、筆者もその1人です。

委員会では、「教育の場は日々の実践現場にある」ことを再確認しましたが、管理者は目の前の業務をこなすことで精一杯なため、目標を見失わずスタッフ1人ひとりの教育を段階を追いながら行っていくにはラダーが必要ではないか、という意見が委員から挙がりました。

そんな中、日本看護協会が「看護師のクリニカルラダー（日本看護協会版）」（以下：JNAラダー）の案を発表しました。その案の中で示されていた看護実践能力としての4つの力は、委員会で検討した訪問看護師の役割・必要な力量、地域で必要とされる訪問看護師像等と、ズレのないものでした。そのため委員会では「JNAラダーの活用により、滋賀県の訪問看護師にも"ニーズをとらえる力""ケアする力""協働する力""意思決定を支える力"の4つの力を身につけてほしい」「スタッフに目標を伝えやすくなる」と考え、JNAラダーを基にしながら、滋賀県に合った「滋賀県版訪問看護師クリニカルラダー」(以下:ラダー)作成の検討を始めました。また、各レベルの達成度合いを指導者・スタッフが一緒に確認できるよう、「訪問看護師ステップアップシート」(以下:シート)の作成も進めました。

そして、委員が所属している訪問看護ステーションにおいて試行的に新人訪問看護師への教育に活用し、問題点などを洗い出しました。

ラダーとシート導入の効果

ラダーとシートを導入した委員からは、「自身の目標が明確になる」「次のレベルに到達するための目標設定がしやすい」「訪問看護経験年数の浅い指導者にとって、新人訪問看護師にどこまで指導したらよいかがわかりやすい」「4つの力に分かれているため、自分がどの力を高めればよいかがわかりやすい」などの意見が挙がりました。

また、ある委員からは、退職したいと言っていた入職2カ月のスタッフの自信を回復させ、離職を防止できたという話がありました。「業務に自信が持てない、先輩看護師と比べて自分はできていない、辞めたい」と相談してきたそのスタッフに対し、ラダーとシートを用いて業務内容と目標を一緒に振り返ったところ、その段階での到達点は問題がないことを目に見える形で示すことができたため、そのスタッフは自信を取り戻し、現在も働き続けているとのことでした。

このように、ラダーの活用によりスタッフ自身のレベルが明確になり目標設定がしやすくなります。また、多くの不安を抱えやすい新人訪問看護師に対して、今できていること・できていないことなど、現段階での到達点を示すことができ、モチベーションの向上にもつながります。

導入後の課題とその対応

しかし、2016年度に滋賀県訪問看護支援センターが行った調査から、県内の訪問看護ステーションにおけるシートの活用率は20～30%にとどまっていることがわかりました。活用できていない理由として「シートのチェックはしたが、その後の活用方法がわからない」「自己評価と他者評価の違いをどう埋めればよいか悩む」「自己評価の高い人・低い人にどう対応すればよいかわからない」など、その活用方法と評価方法についての課題が出てきました。

●ラダーとシートの改善

そこで、この調査結果を踏まえて、2017年度にラダーとシートをより使いやすく実践的なものになるよう修正を行いました。例えば、ラダーの実践例について重複している項目を削減し、文言をわかりやすくし、シートの評価項目もラダーの実践例と合わせて削減しました。また、シートは項目の評価と、その評価得点をレーダーチャートで示す視覚的見やすさを考慮した構成としていましたが、より評価がしやすいように、5段階評価の表現を変更し、3回分の評価得点をレーダーチャートで示すものとしました。

このような修正を加えてできあがったのが、現在も使用しているラダーとシート(**表1～3**044～047ページ)です*。これらは同協会のホームページで公開しており、誰でも活用できるようにしています[1]。

また、同年度にラダーとシートの活用の手引

＊ 本稿に掲載しているのはその一部です

滋賀県版訪問看護師クリニカルラダー　表1

看護の核となる実践能力：看護師が論理的な思考と正確な看護技術を基盤に、利用者のニーズに応じた看護を臨地で実践する能力

日本看護協会版の「看護師のクリニカルラダー」においては、あらゆる施設や場におけるすべての看護師に共通して使用できるように「ケアの受け手」という表現で統一されています。
今回滋賀県看護協会において、訪問看護ステーションにおける実践例を示すにあたっては、「ケアの受け手」ではなく、「利用者・家族等」と表現することとしました。オリジナルの日本看護会のクリニカルラダーを変更しているのは、この標記のみです。

			I	II	III	IV	V
定義	レベル		I	II	III	IV	V
定義	レベルの定義		基本的な看護手順に従い必要に応じ助言を得て看護を実践する	標準的な看護計画に基づき自立して看護を実践する	利用者に合う個別的な看護を実践する	幅広い視野で予測的判断をもち看護を実践する	より複雑な状況において、利用者にとっての最適な手段を選択しQOLを高めるための看護を実践する
定義	滋賀県の目指す訪問看護師の姿		利用者・家族等から得た情報をアセスメントして療養上の課題が抽出できる 病院等の施設内で看護実践する力を、訪問看護ステーションで立案された看護計画に基づいて助言を受けながら応用し、看護実践できる	病院等の施設内で看護実践する力を、訪問看護ステーションで立案された看護計画に基づいて自ら応用し、看護実践できる 看護計画を評価し、再アセスメントにより新たな課題を抽出できる	療養の場において身体的、精神的、社会的、スピリチュアルな側面から情報収集し、一連の看護過程を自立して展開できる (一人前・実習指導者)	訪問看護ステーション内外の看護チームの目標に照らして、予後予測に基づき、看護実践の変更と評価ができる 在宅ケアチームにおいて、多職種と連携しながら在宅療養を支える医療者として調整力を発揮できる (教育担当者・管理者)	訪問看護ステーションが提供する看護の質を管理する立場から教育的役割を発揮できる 不足している社会資源について、在宅ケアの実践者の立場から政策提言できる (スペシャリスト・管理者)
看護の核となる実践能力	ニーズをとらえる力	【レベル毎の目標】	助言を得て利用者や状況(場)のニーズをとらえる	利用者や状況(場)のニーズを自らとらえる	利用者や状況(場)の特性をふまえたニーズをとらえる	利用者や状況(場)を統合しニーズをとらえる	利用者や状況(場)の関連や意味をふまえニーズをとらえる
		【行動目標】	①助言を受けながら利用者に必要な身体的、精神的、社会的、スピリチュアルな側面から必要な情報収集ができる ②利用者の状況から緊急度をとらえることができる	①自立して利用者に必要な身体的、精神的、社会的、スピリチュアルな側面から必要な情報収集ができる ②得られた情報をもとに、利用者の全体像としての課題をとらえることができる	①利用者に必要な身体的、精神的、社会的、スピリチュアルな側面から個別性を踏まえ必要な情報収集ができる ②得られた情報から優先度の高いニーズをとらえることができる	①予測的な状況判断のもと身体的、精神的、社会的、スピリチュアルな側面から必要な情報収集ができる ②意図的に収集した情報を統合し、ニーズをとらえることができる	①複雑な状況を把握し、利用者を取り巻く多様な状況やニーズの情報収集ができる ②利用者や周囲の人々の価値観に応じた判断ができる
	ケアする力	【レベル毎の目標】	助言を得ながら、安全な看護を実践する	利用者や状況(場)に応じた看護を実践する	利用者や状況(場)の特性をふまえた看護を実践する	様々な技術を選択・応用し看護を実践する	最新の知見を取り入れた創造的な看護を実践する
		【行動目標】	①指導を受けながら看護手順に沿ったケアが実施できる ②指導を受けながら、利用者に基本的援助ができる ③看護手順やガイドラインに沿って、基本的看護技術を用いて看護援助ができる	①利用者の個別性を考慮しつつ標準的な看護計画に基づきケアを実践できる ②利用者に対してケアを実践する際に必要な情報を得ることができる ③利用者の状況に応じた援助ができる	①利用者の個別性に合わせて、適切なケアを実践できる ②利用者の顕在的・潜在的ニーズを察知しケアの方法に工夫ができる ③利用者の個別性をとらえ、看護実践に反映ができる	①利用者の顕在的・潜在的なニーズに応えるため、幅広い選択肢の中から適切なケアを実践できる ②幅広い視野で利用者をとらえ、起こりうる課題や問題に対して予測的および予防的に看護実践ができる	①利用者の複雑なニーズに対応するためあらゆる知見(看護および看護以外の分野)を動員し、ケアを実践・評価・追求できる ②複雑な問題をアセスメントし、最適な看護を選択できる
	協働する力	【レベル毎の目標】	関係者と情報共有ができる	看護の展開に必要な関係者を特定し、情報交換ができる	利用者やその関係者、多職種と連携ができる	利用者を取り巻く多職種の力を調整し連携できる	利用者の複雑なニーズに対応できるように、多職種の力を引き出し連携に活かす
		【行動目標】	①助言を受けながらケアの受け手を看護していくために必要な情報が何かを考え、その情報を関係者と共有することができる ②助言を受けながらチームの一員としての役割を理解できる ③助言を受けながらケアに必要と判断した情報を関係者から収集することができる ④ケアの受け手を取り巻く関係者の多様な価値観を理解できる ⑤連絡・報告・相談ができる	①利用者を取り巻く関係者の立場や役割の違いを理解したうえで、それぞれと積極的に情報交換ができる ②関係者と密にコミュニケーションをとることができる ③看護の展開に必要な関係者を特定できる ④看護の方向性や関係者の状況を把握し、情報交換できる	①利用者の個別的なニーズに対応するために、その関係者と協力し合いながら多職種連携を進めていくことができる ②利用者とケアについて意見交換できる ③積極的に多職種に働きかけ、協力を求めることができる	①利用者がおかれている状況(場)を広くとらえ、結果を予測しながら多職種連携の必要性を見極め、主体的に多職種と協力し合うことができる ②多職種間の連携が機能するように調整できる ③多職種の活力を維持・向上させる関わりができる	①複雑な状況(場)の中で見えにくくなっている利用者のニーズに適切に対応するために、自律的な判断のもと関係者に積極的に働きかけることができる ②多職種連携が十分に機能するよう、その調整的役割を担うことができる ③関係者、多職種間の中心的役割を担うことができる ④目標に向かって多職種の活力を引き出すことができる
	意思決定を支える力	【レベル毎の目標】	利用者や周囲の人々の意向を知る	利用者や周囲の人々の意向を看護に活かすことができる	利用者や周囲の人々に意思決定に必要な情報提供や場の設定ができる	利用者や周囲の人々の意思決定に伴うゆらぎを共有でき、選択を尊重できる	複雑な意思決定プロセスにおいて、多職種も含めた調整的役割を担うことができる
		【行動目標】	①助言を受けながら利用者や周囲の人々の思いや考え、希望を知ることができる	①利用者や周囲の人々の思いや考え、希望を意図的に確認することができる ②確認した思いや考え、希望をケアに関連づけることができる	①利用者や周囲の人々の意思決定に必要な情報を提供できる ②利用者や周囲の人々の意向の違いが理解できる ③利用者や周囲の人々の意向の違いを多職種に代弁できる	①利用者や周囲の人々の意思決定プロセスに看護職の立場で参加し、適切な看護ケアを実践できる	①適切な資源を積極的に活用し、利用者や周囲の人々の意思決定プロセスを支援できる ②法的および文化的配慮など多方面から利用者や周囲の人々を擁護した意思決定プロセスを支援できる

滋賀県版訪問看護師クリニカルラダー　実践例（「ニーズをとらえる力」の例）　表2

看護の核となる実践能力：看護師が論理的な思考と正確な看護技術を基盤に、ケアの受け手のニーズに応じた看護を臨地で実践する能力

日本看護協会版の「看護師のクリニカルラダー」においては、あらゆる施設や場におけるすべての看護師に共通して使用できるように「ケアの受け手」という表現で統一されている。今回滋賀県看護協会において、訪問看護ステーションにおける実践例を示すにあたっては、「ケアの受け手」ではなく、「利用者・家族等」と表現することとする。

ニーズをとらえる力

		レベル	Ⅰ	Ⅱ	Ⅲ	Ⅳ	Ⅴ
定義		レベルの定義	**基本的な看護手順に従い必要に応じ助言を得て看護を実践する**	**標準的な看護計画に基づき自立して看護を実践する**	利用者に合う個別的な看護を実践する	**幅広い視野で予測的判断をもち看護を実践する**	より複雑な状況において、利用者にとっての最適な手段を選択しQOLを高めるための看護を実践する
定義		滋賀県の目指す訪問看護師の姿	利用者・家族等から得た情報をアセスメントして療養上の課題が抽出できる 病院等の施設内で看護実践する力を、訪問看護ステーションで立案された看護計画に基づいて助言を受けながら応用し、看護実践できる	病院等の施設内で看護実践する力を、訪問看護ステーションで立案された看護計画に基づいて自ら応用し、看護実践できる 看護計画を評価し、再アセスメントにより新たな課題を抽出できる	療養の場において身体的、精神的、社会的、スピリチュアルな側面から情報収集し、一連の看護過程を自立して展開できる （一人前・実習指導者）	訪問看護ステーション内外の看護チームの目標に照らして、予後予測に基づき、看護実践の変更と評価ができる 在宅ケアチームにおいて、多職種と連携しながら在宅療養を支える医療者として調整力を発揮できる （教育担当者・管理者）	訪問看護ステーションが提供する看護の質を管理する立場から教育的役割を発揮できる 不足している社会資源について、在宅ケアの実践者の立場から政策提言できる （スペシャリスト・管理者）
看護の核となる実践能力	ニーズをとらえる力	【レベル毎の目標】	助言を得て利用者や状況（場）のニーズをとらえる	利用者や状況（場）のニーズを自らとらえる	利用者や状況（場）の特性をふまえたニーズをとらえる	利用者や状況（場）を統合しニーズをとらえる	利用者や状況（場）の関連や意味をふまえニーズをとらえる
看護の核となる実践能力	ニーズをとらえる力	【行動目標】	①助言を受けながら利用者に必要な身体的、精神的、社会的、スピリチュアルな側面から必要な情報収集ができる ②利用者の状況から緊急度をとらえることができる	①自立して利用者に必要な身体的、精神的、社会的、スピリチュアルな側面から必要な情報収集ができる ②得られた情報をもとに、利用者の全体像としての課題をとらえることができる	①利用者に必要な身体的、精神的、社会的、スピリチュアルな側面から個別性を踏まえ必要な情報収集ができる ②得られた情報から優先度の高いニーズをとらえることができる	①予測的な状況判断のもと身体的、精神的、社会的、スピリチュアルな側面から必要な情報収集ができる ②意図的に収集した情報を統合し、ニーズをとらえることができる	①複雑な状況を把握し、利用者を取り巻く多様な状況やニーズの情報収集ができる ②利用者や周囲の人々の価値観に応じた判断ができる
看護の核となる実践能力	実践例	行動目標①	①助言を受けながら、利用者・家族等への訪問看護に必要な身体的、精神的、社会的、スピリチュアルな側面から必要な情報収集ができる ①助言を受けながら、生活という視点からのケアに必要な地域性、家族構成、環境等の情報収集ができる	①自立して、（→） ①自立して、多職種からの情報収集ができる ①自然な会話の中で、利用者・家族等から必要な情報収集ができる ①生活という視点で情報収集ができ、現時点だけでなく過去の生活歴に目を向けた情報収集ができる	①個別性をふまえ、（→） ①個別性をふまえ、利用者・家族の価値観や能力の情報をとらえられる ①利用者・家族等のケアに必要な情報について、多職種と共有できているか確認することができる	①利用者の疾患、治療による影響、今後起こり得ることを予測し判断しながら、関係機関、病院等から情報収集ができる ①利用者・家族等の希望、思いに寄りそうケアができるための情報がとらえられる	①複雑困難な利用者の状況を生活歴、家族歴、地域福祉、社会資源など様々な視点から的確に把握でき、問題を明確化できる ①複雑困難な利用者にかかわる多職種からの情報を分析し、問題を明確化できる
看護の核となる実践能力	実践例	行動目標②	②利用者の状況から医療的な緊急度をとらえ、ケアする必要性に気づく ②情報から利用者の全体像のアセスメントができ、必要な課題をとらえることができる	②看護計画を評価して再アセスメントに必要な情報を収集し、課題を見直すことができる ②利用者の看護過程の展開が自立してできる ②利用者の状況から、他者の支援の必要性が判断できる	②状況の変化に気づき、その変化に応じた優先度の高いニーズを把握することができる	②療養場所や治療などの選択に関して、利用者・家族等が合意形成するのに必要な情報を統合し、ニーズをとらえることができる	②複雑困難な利用者・家族等の生活状況・価値観を的確にアセスメントし、多様なニーズをとらえることができる ②地域を全体的に見わたして、不足している社会資源を判断し、地域や関係機関に提案したり、働きかけることができる

訪問看護師ステップアップシート（レベルⅠの例、一部抜粋）

レベルⅠ　**レベルの定義**　基本的な看護手順に従い必要に応じ助言を得て看護を実践する

"滋賀県の目指す訪問看護師の姿"

・利用者・家族等から得た情報をアセスメントして療養上の課題が抽出できる

・看護実践する力を、訪問看護ステーションで立案された看護計画に基づいて助言を受けながら応用し、実践できる

	カテゴリ	評価の視点 評価【5:できた　4:ほぼできた　3:少しできた　2:不十分　1:できない　0:未経験】	5段階評価 初回 月 日	2回目 月 日	3回目 月 日
採用時基本	基本的姿勢	法人および事業所の理念を理解できる			
		事業所の運営方針を知る			
		事業所の組織体制が理解できる			
		服務規程・就業規則等について理解できる			
		電話やパソコン等の操作方法がわかり使用できる			
		各種届出書類・必要な手続き理解できる			
		緊急時連絡網を理解できる			
		事業所内の情報セキュリティーについて理解でき行動できる			
		日々の看護活動について、管理者や看護職員に報告・連絡・相談することができる			
		自己の感染予防に努めることができる			
		健康状態に不安を感じたときは速やかに対処できる			
		訪問時の基本的なマナーが理解できる			
		業務に必要な介護保険制度の概要が理解できる			
	＊書類チェックリスト参照	業務に必要な医療保険制度の概要が理解ができる			
		訪問看護を利用するまでの流れが分かり、利用者に説明できる			
		連携先の職種について理解できる			
		訪問車使用時の注意事項等を理解できる			
		地域の交通事情を理解し地域の特徴が理解できる			
		訪問看護に必要な書類について理解できる			
		利用者・家族の人権や自由が侵害されるような状況にある場合、それを感知し、報告できる			
項目数	20	修得率	0%	0%	0%

ニーズをとらえる力

【レベルⅠの目標】 助言を得て"利用者および家族"や状況（場）のニーズをとらえる

行動目標　① 助言を受けながら、受け持ち利用者の身体的・精神的・社会的、スピリチュアルな側面から情報収集ができる

② "利用者および家族"の状況から緊急度をとらえることができる

	カテゴリ	評価の視点 評価【5:できた　4:ほぼできた　3:少しできた　2:不十分　1:できない　0:未経験】	5段階評価 初回 月 日	2回目 月 日	3回目 月 日
ニーズをとらえる力 助言を得て"利用者および家族"や状況（場）のニーズをとらえる	人間関係能力	利用者や家族との約束や、依頼されたことについて誠実に対応できる			
		利用者に問題に対して意識をもって関わり、気づいた問題に対して他者に伝え理解を得ることができる			
		療養上必要な情報を得ることや、看護師の助言等を伝えやすい関係を利用者・家族と築くことができる			
		守秘義務を厳守し、プライバシーに配慮することができる			
		看護は利用者中心のサービスであることを認識し、利用者・家族に接することができる			
		自分の悩みや困難体験を言語化し、他者の支援を得ることができる			
		利用者・家族の状況から緊急度をとらえることができる			
	情報収集能力	自然な日常会話の中で利用者・家族から必要な情報をえることができる（状態観察を含む）			
		助言を受けながら、利用者・家族を理解するために必要な身体側面からの情報収集ができる　※1			
		助言を受けながら、利用者・家族を理解するために必要な心理的側面からの情報収集ができる　※1			
		助言を受けながら、利用者・家族を理解するために必要な社会的側面（地域性、家族構成、環境等）からの情報収集ができる　※1			
		助言を受けながら、利用者・家族を理解するために必要なスピリチュアルな側面（価値観・宗教・精神世界・信仰等）からの情報収集ができる　※1			
	アセスメント力	訪問看護に必要な情報収集とアセスメントを理解する			
		利用者の状況から医療的な緊急度をとらえ、ケアする必要性に気づく			
項目数	14	修得率	0%	0%	0%

※1：「看護師のクリニカルラダー（日本看護協会版）」活用のための手引き，3. 学習内容編，p.12.

表3

レベルⅠ　**レベルの定義**　基本的な看護手順に従い必要に応じ助言を得て看護を実践する

	月 日		
基本的姿勢	%		
ニーズをとらえる力：人間関係能力	%		
ニーズをとらえる力：情報収集力	%		
ニーズをとらえる力：アセスメント力	%		
ケアする力：看護技術　感染管理	%		
ケアする力：看護過程	%		
ケアする力：リスクマネジメント 情報管理	%		
協働する力：情報収集	%		
協働する力：情報共有	%		
協働する力：多職種連携	%		
意思決定を支える力	%		

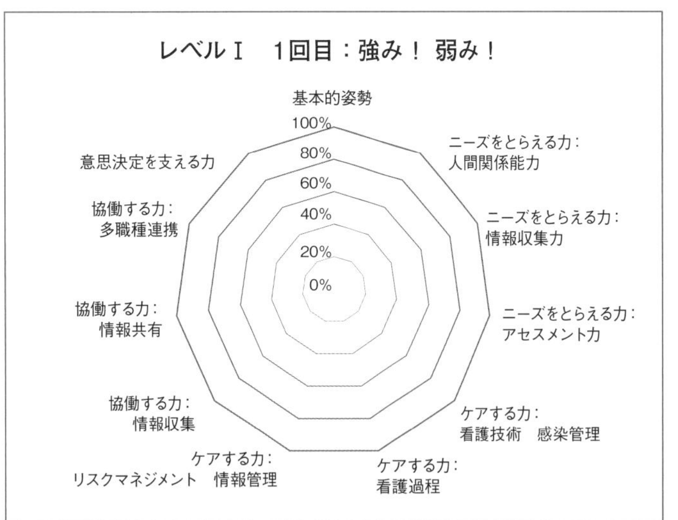

	月 日	月 日	
基本的姿勢	%	%	
ニーズをとらえる力：人間関係能力	%	%	
ニーズをとらえる力：情報収集力	%	%	
ニーズをとらえる力：アセスメント力	%	%	
ケアする力：看護技術　感染管理	%	%	
ケアする力：看護過程	%	%	
ケアする力：リスクマネジメント 情報管理	%	%	
協働する力：情報収集	%	%	
協働する力：情報共有	%	%	
協働する力：多職種連携	%	%	
意思決定を支える力	%	%	

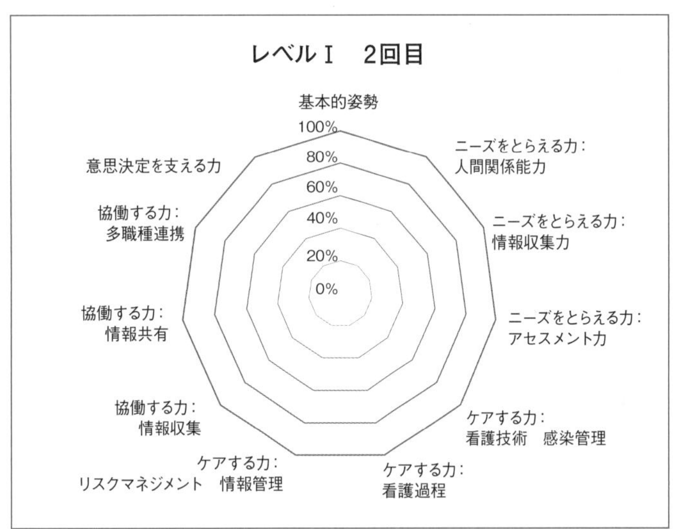

	月 日	月 日	月 日
基本的姿勢	%	%	%
ニーズをとらえる力：人間関係能力	%	%	%
ニーズをとらえる力：情報収集力	%	%	%
ニーズをとらえる力：アセスメント力	%	%	%
ケアする力：看護技術　感染管理	%	%	%
ケアする力：看護過程	%	%	%
ケアする力：リスクマネジメント 情報管理	%	%	%
協働する力：情報収集	%	%	%
協働する力：情報共有	%	%	%
協働する力：多職種連携	%	%	%
意思決定を支える力	%	%	%

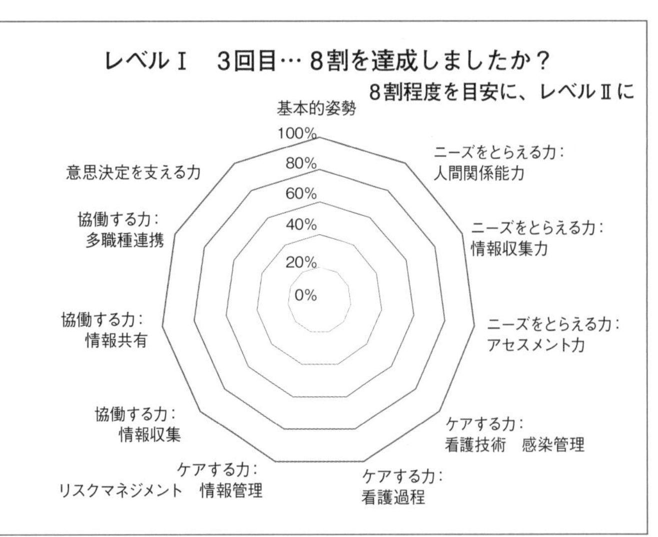

シートの活用例

図1

	6月3日	10月9日	
基本的姿勢	83%	91%	
ニーズをとらえる力：人間関係能力	86%	97%	
ニーズをとらえる力：情報収集力	60%	84%	
ニーズをとらえる力：アセスメント力	60%	90%	
ケアする力：看護技術　感染管理	73%	93%	
ケアする力：看護過程	68%	88%	
ケアする力：リスクマネジメント 情報管理	62%	94%	
協働する力：情報収集	37%	77%	
協働する力：情報共有	48%	88%	
協働する力：多職種連携	38%	82%	
意思決定を支える力	80%	100%	

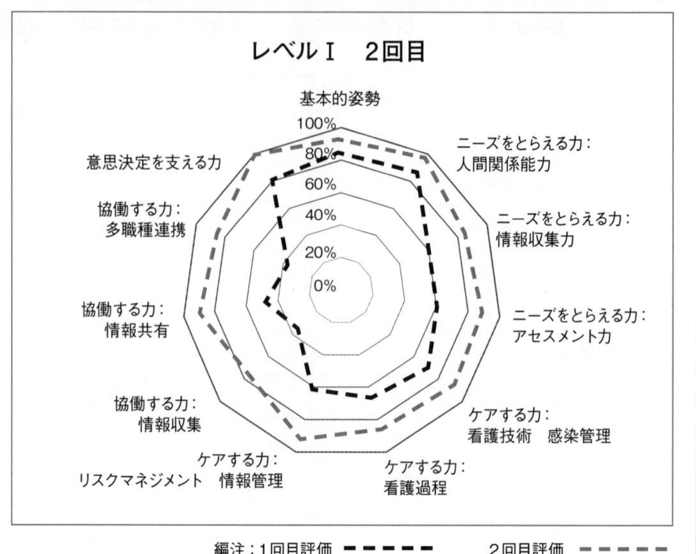

編注：1回目評価 - - - - -　2回目評価 - - - - -

きとして「ステップアップシート活用ガイドライン」作成に取り組み、2018年3月に発行しました。その翌年に発行したガイドライン第2版[2)]では、評価基準がわかりにくいという意見を踏まえて、レベルⅠ～Ⅴの訪問看護実践の内容を具体的に示しました。レベルⅠでは看護計画に基づいた看護内容を確実に行い、報告と助言を得ながら展開していくことを表し、レベルⅡ・Ⅲでは家族や多職種への働きかけができること、Ⅳ・Ⅴでは本人や家族の意思決定を支える力や、地域の資源を巻き込んで会議を開催するように働きかけることができる訪問看護師の力を表現しました。

●新卒訪問看護師への導入例

ここで筆者が所属する「訪問看護ステーションさと水口」における、新卒訪問看護師（ラダーレベルⅠ）のシート活用例を紹介します。

入職2カ月後の6月3日に1回目の評価（シートのチェック）をしてもらいました。当時はまだ利用者とその家族を中心とした訪問が多い段階です。多職種連携はしていませんから、「協働する力」の項目評価は低く出ます（**図1**の1回目評価参照）。振り返りカンファレンスでは指導者とともにレーダーチャートを確認しながら、次に必要な力、伸ばしていくべき力を共有し課題を明確にしました。その結果、10月9日の2回目の評価では「協働する力」も高くなりました（**図1**の2回目評価参照）。

4つの力とラダーを意識づけながら、本人・指導者・管理者がラダーで設定した目標を共有することで、目標設定→実践→成果評価→改善と、継続的改善手法であるPDCAサイクルに即した目標管理を行うことができ、その中で、次の目標も明らかになります。新卒訪問看護師の成長を支えるためには、このようにラダーとシートを用いた丁寧なかかわりに大きな意義があると考えます。

シートを用いた人材育成の意見交換会を開催

2018年度、複数のステーションでは先駆的にラダーを導入し、シートを用いたステーション内教育を行っていました。あるステーションでは、全員が自己評価したシートの点数を項目別に分けて示し、点数の低い項目を「ステーショ

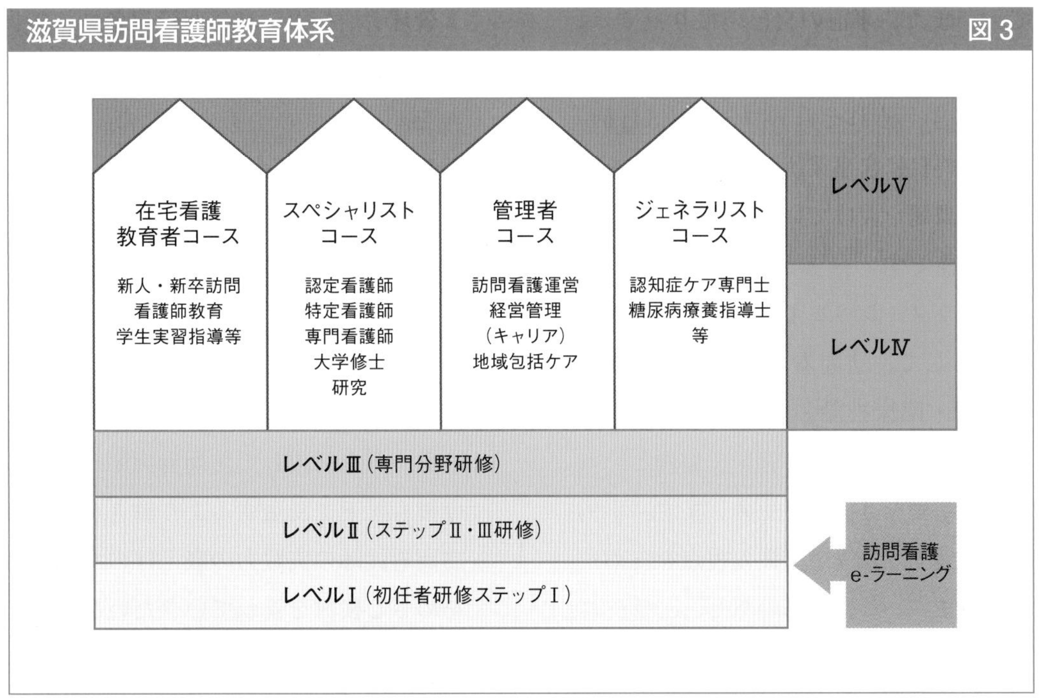

ン全体としての弱み」と認識し、その項目を強化できるような研修を企画していました。具体的には、ステーション全体の点数が低かった「意思決定を支える力」に着目し、職員の希望とステーションでの看取り件数が多かったことなどから、研修テーマを「在宅看取り」としました。日本看護協会のオンデマンド研修を聴講したあと、在宅看取りとなった利用者について振り返りカンファレンスを行い、ステーション内で在宅看取りに対するかかわりのあり方について共有。それまで看取りにかかわることに消極的だった非常勤職員が、在宅看取りを希望する利用者への訪問に取り組み始めたという成果がみられたそうです。

訪問看護師教育体系を作成

こうした事例を参考として、2019年4月にシートを使った人材育成について理解を深めることを目的とした研修会を開催しました。この研修会では、前述のステーション内教育における取り組み内容を発表してもらい、参加者とシートの活用方法やレベル評価に関する意見交換を行いました。

研修後に行った参加者へのアンケート結果では、参加者全員から「シートは看護師教育に有効だ」との回答が得られました。

それでも、ステーションの規模や法人の意向などによってはシートを用いた指導が十分にできるわけではありません。必要性や有効性を理解していても日々の業務に追われてしまうこともあるでしょう。

そのような現状も踏まえ、これまでの研修内容を見直し、滋賀県がラダーレベル毎にめざす訪問看護師像を達成していくために、訪問看護師教育体系を作成し（図3）、2020年度からこの研修体系の下で研修を行っています。

具体的には、「初任期訪問看護師向け研修（3日間コースで年2回）」「訪問看護指導看護師養成研修」「初任期管理者コース」を開催しました。

「初任期訪問看護師向け研修」は、コース受講前に必ずシートを用いた自己評価を提出してもらうようにしました。ステーション全体としての取り組みが困難でも、自己評価なら個人でも可能です。また、事前の自己の振り返りは、研修に参加するにあたっての課題を明確にすることができます。それぞれのコース（3日間）において、最終日に自事業所での実践内容を発表するという課題を設けているので研修前後の比較評価も可能です。

研修では、ラダーレベルⅠに該当する看護師を主な対象として、訪問看護概論・多職種連携・地域診断・臨床推論・コミュニケーション・訪問看護におけるリスク管理・倫理といった訪問看護の基礎を3日間で受講します。事例紹介は家族看護や意思決定支援の視点を含めた内容としています。この研修のあと、e-ラーニングを活用した研修受講へとすすみ、次年度からは次のステップⅡ・Ⅲ研修を組み込み、さらに専門性のある研修内容となります。

「訪問看護指導看護師養成研修」は、各ステーションにおいて訪問看護師育成ができる指導者を増やすことで、県下の訪問看護師の教育・指導力の強化につながることをめざしています。大人の学習方法であるアンラーニング（学び直し）やリフレクション（内省）等を学んだあと、自ステーションでの指導の実践内容をまとめ、報告するという構成です。

管理者研修の「初任期管理者コース」は、初任期の管理者を対象に日本看護協会のプログラムを基本としてすすめました。2021年度は公認会計士による運営・経営についての講義や、BCP作成などの講義も予定しています。管理者については、訪問看護の経験のないまま法人の異動で管理者となるケースなどもあり課題が多く、経験年数やレベルに合わせた研修内容など引き続き検討が必要です。

シートを活用した訪問看護師の育成について、今後も県下で浸透するよう働きかけ、滋賀県の訪問看護師の実践力の底上げのできる研修体系をめざし検討を重ねていきたいと考えています。

●引用・参考文献

1）公益社団法人滋賀県看護協会：滋賀県訪問看護師ステップアップシート，滋賀県看護協会ホームページ，http://shiga-kango.jp/publics/index/537/［2021.2.22確認］

2）公益社団法人滋賀県看護協会：ステップアップシート活用ガイドライン 第2版，滋賀県看護協会ホームページ，http://shiga-kango.jp/publics/index/537/［2021.4.8確認］

●医療法人青葉会
訪問看護ステーションさと水口
滋賀県甲賀市水口町貴生川293-1
TEL 0748-65-3103
http://www.aoba-sato.com/

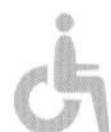

〈報告2〉東京都訪問看護ステーション協会
訪問看護の場に即したキャリアラダーの作成

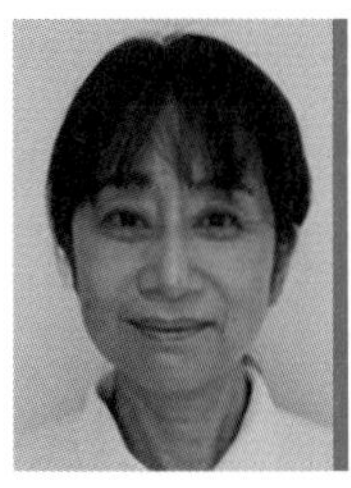
一般社団法人中野区医師会
中野区医師会訪問看護ステーション
管理者／訪問看護認定看護師
遠藤 貴栄
（えんどう たかえ）

1986年自衛隊中央病院高等看護学院卒業。2013年訪問看護認定看護師資格取得。2014年日本福祉大学福祉経営学部医療・福祉マネジメント学科卒業。1999年より中野区医師会の訪問看護ステーションにて従事。2015年より現職。

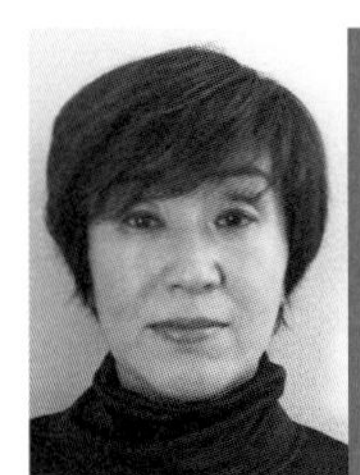
医療法人社団重光会
本町訪問看護ステーション
所長
村崎 佳代子
（むらざき かよこ）

1987年上天草看護専門学校卒業。1988年聖マリア看護専門学校保健学科卒業を経て、国家公務員共済連合会虎の門病院勤務。2000年より医療法人社団重光会本町訪問看護ステーション勤務。2010年より現職。

訪問看護師によるプロジェクトを立ち上げ、訪問看護の質向上を目的に“訪問看護師による訪問看護師のためのキャリアラダー”を作成した東京都訪問看護ステーション協会。ラダーの作成過程や特徴、導入したステーションでの効果・今後の活用の方向性などについて紹介いただきます。

「東京都訪問看護キャリアラダー」の作成

●訪問看護の質向上のための体系的教育プロジェクト発足

2014年東京訪問看護ステーション協議会（現東京都訪問看護ステーション協会）の総務会の会議で、「訪問看護ステーションが増えているが、組織規模や看取り数などの『数』だけで各ステーションが評価されている。協議会活動に参加している、地域に向けた活動をしているなどの部分もきちんと評価できる基準はないのか。評価をする上では質も重要だが、そもそも訪問看護の質とは何なのか」という発言がありました。これをきっかけに、「訪問看護の質の担保」が課題となりました。そこで、2015年、訪問看護の質をどう評価し向上させていけばよいのかを考えるために、「訪問看護の質向上のための体系的教育プロジェクト」を発足させました。本プロジェクトのメンバー（以下：メンバー）は、都内ステーションで働く訪問看護師を対象に公募で決定しました。メンバーは管理者やスタッフなどさまざまな立場の訪問看護師が中心となり、“率直な意見を出し合うチーム”としてスタートしました。

本プロジェクトでは、「訪問看護師の教育の現状」を洗い出しました。その結果、先輩看護師の経験から学ぶほか、自己学習や各訪問看護ステーションの独自システムなどに委ねられていること、看護関連団体の研修・セミナーは「現

訪問看護師のキャリア発達段階と到達目標　　表1

発達段階		到達目標
レベルⅠ	初心者	ケアチームの一員としての自覚を持ち、同行訪問を通じて訪問看護の基本を学ぶ ・看護師としての臨床看護実践の未経験 ・新卒、保健師・助産師のみの経験者、健診等のアルバイトのみの経験者 など
レベルⅡ	新人	指導の下、同行訪問を中心とし、訪問看護が実践できる ・看護師として臨床看護実践はあるが訪問看護は未経験 ・訪問看護の経験はあるがその組織に新たに従事する者 ・准看護師として訪問看護経験はあるが、正看護師として新たに従事する者
レベルⅢ	独り立ち	指示、手順・ガイドに基づいて１人で訪問し、訪問看護が実践できる
レベルⅣ	一人前	限定された利用者に対して医療・看護技術を提供し、訪問看護業務ができる
レベルⅤ	中堅	多様な対象者に対して医療・看護技術を提供し、訪問看護業務ができる
レベルⅥ	熟練	あらゆる知見を取り入れた創造的な訪問看護業務ができる 地域・社会に向けた活動ができる

場ですぐに生かせるニーズの高い情報」が優先されており、新人・管理者向けや専門性の高い内容が多く訪問看護師を対象とした教育体制には偏りがあることがわかりました。

そこで、訪問看護に求められる業務知識・スキルを洗い出し「いつまでにそれを修得するとよいか」をまとめたところ、訪問看護に求められる教育を可視化することができ、これが訪問看護師が自ら成長できる指標になるのではないかと考えました。こうして、訪問看護の質向上のための段階的かつ体系的な教育プログラムを作成することをめざし、“訪問看護師による訪問看護師のための訪問看護のキャリアラダー”の開発を目標に動き出しました。

●6つの発達段階と到達目標の設定

育成したい訪問看護師像は、各段階で求められる能力を獲得した“バランスのとれた訪問看護師”です。そのため、発達段階・各段階の定義の検討にあたってはベナーの理論的枠組み[1]、厚生労働省の「新人看護職員研修ガイドライン（改訂版）」[2]、東京都の「訪問看護OJTマニュアル」[3]などを参考にしました。訪問看護の場には看護師としてさまざまな経験を持つ入職者がおり、訪問看護師はそのスタートから個人差が大きく、一括りにできない複雑さがあります。例えば、「看護師の実務経験はあるが訪問看護は未経験」の場合、現場では“ベテラン”か“新人”かなどと悩み、既存の発達段階をそのまま使うわけにはいきませんでした。また、メンバーが訪問看護師に抱くイメージは似通っていますが、それを示す言葉や表現が異なりました。そのため、議論には時間をかけ、メンバーが共通して持つ「訪問看護師のキャリア発達段階」のイメージを１つの形に収れんしていきました。

各発達段階の到達目標は、訪問看護で実践していることは訪問看護師に必要な能力と同義であるととらえ、必要な能力に対応させて設定しました（**表1**）。

＜「初心者」と「新人」＞

看護師としての実務経験がまったくない人は「初心者」（レベルⅠ）と定義しました。しかし、看護師としての臨床看護実践はあっても訪問看護の場では経験がそのまま臨床能力にはつながらないため、訪問看護は未経験の人を「新人」（レベルⅡ）としました。

＜「独り立ち」と「一人前」＞

「新人」までは同行訪問の中で指導を受けながら訪問看護の基本技術を習得しますが、「一人前」（レベルⅣ）は、訪問先で利用者の体調変化に気づき、対応を同僚に相談しながらも自身で判断しケアができるイメージです。「新人」と「一人前」の間には相当に高いハードルがあるため、担当利用者を持ち、指導を受けながら看護計画どおりに訪問ができる「独り立ち」（レベルⅢ）という段階を加えました。

＜訪問看護師として自立し、調整業務の幅が広がる「中堅」＞

「中堅」（レベルⅤ）は、どのようなケースでも訪問ができ、ステーション全体の動きを理解

東京都訪問看護キャリアラダーの構成要素の定義		表2
能力	定義	定義の考え方
Ⅰ 看護実践能力	訪問看護の基本的技術・知識を統合し訪問看護実践ができる能力	■基本姿勢 訪問看護師として自身の健康、マナー、報告・連絡・相談ができること ■サービス提供 訪問看護の実践ができること ■安全・倫理 安全を考慮した行動がとれること
Ⅱ 役割遂行能力	訪問看護師に求められている役割や責務を果たす能力、また地域の中で協働する能力	■組織 ・組織を理解し、事業所の運営に参加し遂行できること ・人材の育成ができること ■地域 地域や連携する事業所や医療機関などの多職種と協働できること
Ⅲ 自己教育・研究能力	質の高い看護を実践するための教育・研究する能力	■自己教育能力研修 ・専門的な知識を持ち、自らそれを継続的に高め、またその結果を可視化できること ・訪問看護師としてのケアを開発し、質の高い看護を発信できること

し、指導的な立場を担う段階です。訪問看護師として自立して幅広い調整業務ができ、スタッフの育成などステーションの看護全般に貢献することができる人です。

＜地域・社会に向けた活動をする「熟練」＞

「熟練」（レベルⅥ）は、訪問看護ステーション内のことだけではなく、「地域・社会で必要なことは何か」を考えられる人です。

●キャリアラダーのベースとなる3つの能力の設定（表2）

それぞれの能力の構成について、「ジェネラリストの標準クリニカルラダー（2003年）」（日本看護協会）で示されている「看護実践能力」「組織的役割遂行能力」「自己教育・研究能力」に主軸を置き、検討を重ね、以下に分類しました。

Ⅰ 看護実践能力：訪問看護の基本的技術・知識を統合し訪問看護実践ができる能力

Ⅱ 役割遂行能力：訪問看護師に求められている役割や責務を果たす能力、また地域の中で協働する能力

Ⅲ 自己教育・研究能力：質の高い看護を実践するための教育・研究する能力

訪問看護では、管理者ではなくとも利用者の体調に応じてスケジュールや時間の調整を各自で行う必要があります。また、ステーション内外で多職種と協働・支援の調整も行います。そのため、「初心者」（レベルⅠ）の段階から、地域の中で協働する能力として「役割遂行能力」を入れており、これは、「訪問看護キャリアラダー」ならではのことと言えるでしょう。

●6つの「発達段階」ごとに「能力」別行動目標を作成

行動目標を作成する段階で最も時間を要したのは、「訪問看護で実際に行っていること」の整理やメンバー間におけるイメージの共有でした。項目が具体的になればなるほどメンバー間でのイメージのずれや想定している役割の違いが浮き彫りになりました。1つの項目にいくつかの要素が含まれていることで軸がぶれ、枝葉末節にこだわって全体像を見失い、方向性がずれてしまうのです。そのため、メンバー間で同じイメージを持って取り組めているかをその都度確認しながらすすめました。

この作業の中で、特に、似たような言葉が混在・頻出していることに気がつきました。例えば、「訪問看護実践」「看護実践」「訪問看護業務」は異なる言葉ですが、明確な違いを言葉で表すことが難しかったため、キャリアラダーづくりにおいてそれぞれの言葉をどのような意味で使うのか、その定義を明らかにする必要があると考えました。

そこで、日本看護科学学会の「看護学を構成する重要な用語集」[4]、東京都の「訪問看護OJTマニュアル」[3]などを基に、「訪問看護で

重要なこと」として、「療養者が自立し療養者自身がよりよい生活を送ることに関心を持って、前向きに生きるように支援すること。また、療養者を取り巻く人々も対象とすること。多職種連携・協働を行って個別的・創造的な看護を展開すること」と考え、QOLの向上や意思決定支援など訪問看護の特性を踏まえた「言葉の定義」を行いました。

例えば「訪問看護の基本的な技術」の定義は、「看護技術とは、看護の問題を解決するために、看護の対象となる人々の安全・安楽を保証しながら、看護の専門的知識に基づいて提供される技であり、またその体系を示す。『訪問看護の基本的な技術』では、看護技術に加え『生活を見る』『説明する・聴く』能力が求められる。また『家族支援』などの技術も必要である」としました。また、「利用者と対象者」「協働と連携」など、似たような意味を含む言葉を再確認していきました。

このように言葉の意味を明確にしながら、各発達段階の到達目標・行動目標などを現場の訪問看護師にしっくりくる言葉で設定し、「東京都訪問看護キャリアラダー」(以下:東京都ラダー)の全体像を構成していきました。これにより、2016年「施行版」が完成しました。

●「施行版」のヒアリングおよび普及活動

東京都ラダーの実用性において、評価および運用に向けた課題を探り現場で活用できるものにするために、次の3つの段階を経て「施行版」をブラッシュアップしました。

第1段階：メンバーが所属する8事業所での試用とヒアリングを実施しました。発達段階の設定が訪問看護師の実情と合っているかを確認しました。

第2段階：教育的な役割を持つ訪問看護ステーションで使ってもらうため、東京都訪問看護ステーション協会会員、かつ「東京都新任訪問看護師就労応援事業」に参加する12事業所での試用とヒアリングを行いました。その結果、各レベルの看護師の自己評価と管理者による他者評価に大差はみられませんでした。ヒアリングを通して、「看護師個人としての評価だけでなく、管理者からの評価や自ステーションとしての強み・弱みが可視化され、今後の方針を考えるきっかけになった」という意見が多く聞かれました。

第3段階：第6回日本在宅看護学会学術集会の交流集会（2016年）「訪問看護キャリアラダー～訪問看護師が訪問看護師のために作る訪問看護キャリアラダー」において、「あなたもキャリアラダー構築者の一員に！」と呼びかけ、参加者に施行版を配布しました。さらに、「訪問看護のキャリアラダーの概要」「構成要素の定義」を提示し、グループディスカッションを通じて意見交換を行いました。訪問看護師や教員、病院看護師など多くの参加者があり、東京都ラダーへの関心、必要性、訪問看護師教育などへの意見を聞くことができました。

これらの多くの感想・意見・質問・指摘などを反映して内容をさらにブラッシュアップし、2017年、使用方法や解説などをまとめた「マニュアル」「Q＆A」「用語集」を『訪問看護キャリアラダー活用ガイド』として冊子にまとめ、東京都ラダーの研修会を実施し普及を始めました。

東京都ラダーの特徴

東京都ラダー（**表3**）は、現役の訪問看護師が時間をかけて「今、自分たちが普段の業務の中でやっていること」を洗い出し、現場で有用なキャリアラダーとなるようこだわって作成しました。すなわち、「訪問看護師による訪問看護師のための、現場に即した“しっくり”くる訪問看護のキャリアラダー」です。

東京都訪問看護キャリアラダーの概要

表3

		レベル1　初心者	レベルⅡ　新人	レベルⅢ　独り立ち	レベルⅣ　一人前	レベルⅤ　中堅	レベルⅥ　熟練
到達目標		ケアチームの一員としての自覚を持ち、同行訪問を通じて訪問看護の基本を学ぶ	指導のもと同行訪問を中心とし訪問看護が実践できる	指示、手順・ガイドに基づいて一人で訪問し、訪問看護が実践できる	限定された対象者に対して医療・看護技術を提供し、訪問看護業務ができる	多様な対象者に対して医療・看護技術を提供し、訪問看護業務ができる	あらゆる知見を取り入れた創造的な訪問看護業務ができる 地域・社会に向けた活動ができる
Ⅰ 看護実践能力	ⅰ 基本姿勢	1 自己の健康管理の大切さを知っている	1 自己の健康管理ができる				
		2 訪問看護に必要なマナーを知っている	2 訪問看護師としてのマナーが身についている				
				1 訪問看護師として自覚を持った行動がとれる	1 訪問看護師としての責任を持った行動がとれる		
					2 地域の多職種を尊重し連携できる	1 多職種等に働きかけ連携・協働できる	1 地域の多職種等に働きかけ連携・協働し共に成長できる
	ⅱ サービス提供	1 安全に対象者への同行訪問ができる	1 指導のもと訪問看護の基本的な技術が提供できる	1 一人で訪問し、限られた利用者へ訪問看護の基本的な技術が提供できる	1 利用者に合わせた訪問看護の基本的な技術が提供できる	1 どのような対象者にも多角的視点で自立した看護実践ができる	1 地域の訪問看護の状況や社会的資源の活用を踏まえた看護実践ができる
		2 同行訪問を通して訪問看護の基本的な技術を理解している			2 対象者をとりまく多職種と連絡・調整・連携できる	2 訪問看護の開始前の調整や退院時の調整ができる	
	ⅲ 安全・倫理	1 人権に配慮した行動を知っている	1 人権に配慮した行動がとれる	1 倫理的問題を知っている	1 倫理的な問題に気付くことができる	1 倫理的な問題に配慮できる	1 倫理的な問題を提起できる
			2 事故・感染症に対する安全を理解している	2 事故対応、感染予防マニュアル等を理解している	2 安全確保のための利用者個別のリスクマネジメントができる	2 事業所全体の安全管理体制について考えることができる	2 組織・地域・社会の接点で安全に向けた行動がとれる
			3 個人情報の取り扱いを理解している	3 個人情報の正しい取り扱いができる			
Ⅱ 役割遂行能力	ⅰ 組織	1 事業所の一員とした行動がとれる	1 事業所の業務の流れを理解している	1 事業所の一員として協働できる	1 事業所内での役割を持ち遂行できる	1 事業所内でのメンバーシップを発揮しチームをつなぐ役割が遂行できる	1 事業所内でのリーダーとして役割を遂行できる
					2 管理・運営を理解している	2 管理・運営を理解し行動できる	2 事業所内の健全な管理・運営ができる
	ⅱ 地域	1 地域の特性（人口、産業、医療、介護）を理解している	1 療養支援に関連する地域の資源を理解している	1 療養支援に関連する地域の資源を踏まえ、訪問看護の役割を理解している	1 所属する事業所の地域の中での役割を自覚している	1 地域の多職種に向けて訪問看護の役割を説明できる	1 地域で組織や職種を超えた役割を担いケアの質に貢献する活動ができる
Ⅲ 自己教育・研究能力	ⅲ 自己教育・研究	1 同行訪問で何を学ぶか明確にできる	1 同行訪問で得た技術など自立して実践できるように知識・技術を習得している	1 事業所の利用者に提供される医療処置・看護技術や関連する知識を習得している	1 訪問看護師の自立に向け、様々なケースに対応できる技術を習得している	1 訪問看護の調整力を発揮するための知識・技術を習得している	1 実践・課題を分析し得た成果を言語化・可視化（数値化）できる
						2 訪問看護師として実践から自己の課題を明確にできる	2 訪問看護界における先導役として自覚を持ち行動できる

東京都ラダーは、「訪問看護師が自主的に学び段階的に成長することができる、訪問看護の質向上のための段階的かつ体系的な教育プログラム」となっています。質の高い訪問看護実践を評価し、訪問看護師のレベルを可視化することで課題が明確になり、訪問看護師個人の目標が設定しやすくなります。このように、訪問看護実践の取り組みを支援するツールとして活用することによってバランスのとれた訪問看護師への成長が期待できます。 （遠藤 貴栄）

東京都ラダーの導入事例

導入の実際として、「本町訪問看護ステーション」（東京都豊島区）の事例を紹介します。

●導入ステーションの紹介

当ステーションは、1998年医療法人社団重光会佐藤医院の網野皓之医師が開設しました。介護保険制度が始まると居宅介護支援部門を創設し、地域高齢者による有償ボランティア組織を立ち上げました。現在も、在宅医療だけでなく高齢者に対する地域活動を積極的に展開しています。

<スタッフの構成>

常勤看護師5人、非常勤看護師2人、事務員1人、専任の主任介護支援専門員1人の中規模ステーションです。職員の平均年齢は47歳、継続年数は3～20年と幅広く、20代で入職し子育て真っ最中の看護師や趣味を極める看護師など、それぞれのライフスタイルに合わせて仕事を継続しています。スタッフは全員ステーションから自転車で15分圏内に居住している、地域密着型の職場です。

<教育環境>

新規採用時には東京都の「訪問看護OJTマニュアル」[3]を活用していますが、その後の明確な教育システムはなく、教育担当もおらず、研修や学会への参加などの自己研鑽は個々のスタッフに任せていました。また、地域の商店街が主催する「ふれあいまつり」などのボランティア参加も自主性に任せており、社会貢献に対する意識も高いとはいえませんでした。アットホームな環境の中で、評価基準もありませんでした。

経験年数の長いスタッフも多く、わからないことは各自でその都度調べ、困り事はカンファレンスで検討し対応していますが、理論的な裏付けが乏しいと感じていました。定期的な面接がなかったため個々のスタッフの課題が明確ではなく、日々の業務から得る経験だけに頼っており、「これでいいのだろうか。スタッフ・管理者がともに成長し、根拠に基づく質の高い看護実践につなげるためにはどうしたらよいのか」と見えない壁に突き当たっていました。また、長く地域に存在するステーションとしての質を客観的にとらえるにはどうすればよいのか、先の見えない不安がありました。

●東京都ラダー研修への参加

そのようなとき、東京都訪問看護ステーション協会で開催された東京都ラダーの研修に参加し、「当ステーションに必要なのはこれだ！」と強く感じました。東京都ラダーの行動目標シートは、キャリア発達段階と到達目標に対応した訪問の看護実践内容が細かく具体的に記載されています（**表4**）[5]。できることに「○」をつけるだけなので記入しやすいと感じました。チェックすることでスタッフ自らが日々の訪問看護実践を振り返り、自分自身の傾向に気づき、課題を明確化し目標を言語化することができます。「到達していない訪問看護実践は？ 組織の中での役割は？ 不足している知識は？」と自己の課題に向き合うことで各自が必要な研修目標を立てて取り組む「自己教育」につながると考えました。自主性を尊重する当ステーションの方針にしっくりくる仕組みでした。管理者は公平で根拠ある評価基準を基にスタッフと面接することができ、スタッフとともにステーションの方向性を検討する機会となり、さまざまな課題解決につながると考えました。

●東京都ラダーの導入

導入はスムーズでしたが、実際に行動目標シートに記入してみると、自己と向き合う必要があり、できるとするか否かの迷いも生じ、思った以上に苦しい作業でなかなかすすまない様子でした。目の前の業務を優先せざるを得ず、記入から面接までの時間が空いてしまうこともありました。また、記入に際し、スタッフからは「評価が難しい」という意見がありました。100％できなければ「できる」と評価しないスタッフもいれば、ある程度できていれば「できる」と評価するスタッフもおり、自己評価の厳しさに差がありました。また、経験年数は長くても、評価時の状況で積極的に研修参加ができないと、「初心者」（レベルⅠ）となりました。

行動目標シート（レベルⅠ 初心者）　表4

レベル1　初心者			評価日	年		
所属			氏名	/	/	
到達目標		ケアチームの一員としての自覚を持ち、同行訪問を通じて訪問看護の基本を学ぶ		自己	指導者	
Ⅰ看護実践能力	i 基本姿勢	1 自己の健康管理の大切さを知っている	1 心身の休息をとり仕事に臨む大切さを知っている			
		2 訪問看護に必要なマナーを知っている	1 訪問看護に適した挨拶、言葉遣いを知っている			
			2 訪問看護に適した立居ふるまいを知っている			
			3 訪問看護に適した服装、身だしなみを知っている			
			4 決められたスケジュール（出退時間・訪問時間）に沿って行動できる			
	ii サービス提供	1 安全に対象者への同行訪問ができる	1 対象者の訪問先までの移動ができる			
			2 交通ルールを遵守できる			
			3 事故、遅刻、道に迷う、同行者とはぐれた場合などの対応を知っている			
			4 同行看護師の指示に沿った行動ができる			
		2 同行訪問を通して訪問看護の基本的な技術を理解している	1 訪問看護の対象者は利用者だけでなく、その家族・関係者であると知っている			
			2 訪問看護は利用者・家族の生活の場で提供されると知っている			
			3 訪問看護師の行う訪問看護の一連の流れ（訪問の準備、ケア、片づけ、記録、報告）を知っている			
			4 利用者に合わせた適切な飲食物・衣類・環境等への調整を知っている			
			5 ケア・医療処置について利用者に合わせた看護の工夫があると知っている			

〈出典〉一般社団法人東京都訪問看護ステーション協会：マイキャリアブック～行動目標シート～，p.4-5，2019．より一部引用

●導入による効果

＜スタッフ側＞

「細かな視点で訪問看護の振り返りができ、日常の取り組みの視点が明確になった」との感想がありました。項目をチェックすることで、日常業務の1つひとつの行動がどのような到達目標につながるのかを知ることができ、これまで気に留めなかった小さな課題に気づき、意識すればクリアできることがあるとわかったようです。ラダーを用いることが個々のスタッフのレベルアップにつながりました。

また、別のスタッフからは「広い視点での課題に気づいた」との感想もありました。経験年数は長くてもステーションの管理運営までは意識が及んでいないことに気づき、利用者数や訪問件数などの数字の意味を把握しようとする意識が生まれたと言います。加えて、チームの一員として多職種との連携はできていても、地域住民に対する役割まで考えが及んでいないことに気づくなど、訪問看護師として組織や地域で何ができるかを考えるきっかけにもなっているようです。さらに、自己を振り返ることで、「目の前の業務に追われ視野の狭い自分」「『熟練』をめざしていない自分」「受け身な自分」にも気づいたそうです。これはスタッフの正直な気持ちであり、すべてのスタッフが常に向上心を持ちキャリアアップをめざしているわけではないことがわかりました。長く訪問看護に従事していると、自己の課題が不明確となり、訪問看護師として働き続けることの意味や楽しさが見いだせなくなるときがあります。自分の立ち位

置が不明確なために成長への意欲や方向性が見えず、慣れと惰性で業務を継続している時期を迎えていたスタッフもいたでしょう。このような時期のスタッフに対し、管理者として「これからどうするのか。何をめざすのか」といった具体的な指標を示すことができていませんでしたが、東京都ラダーの導入が、「訪問看護におけるキャリア」という概念を伝えるきっかけとなりました。東京都ラダーを活用し個々のスタッフが自己を振り返ることで立ち位置を確認し、自分のライフスタイルに合わせた目標を持ち、仕事の中で成長を感じることで働き続けることが可能になると考えます。

＜管理者側＞

管理者として、個々の評価を通じて当ステーションの強みや弱みを知る機会となりました。また、わからないことはその都度調べて解決していけるのですが、研修等から系統立てて学ぶ機会が少なく、個々の得意とする領域に片寄りがちでした。これらを解決するには、業務時間内だけではなく、自分の時間を使いスキルを上げていく必要があります。自分のペースで目標を立て、「自己教育」に取り組めるような環境調整も大切だと感じています。

さらに、自己評価と管理者評価の擦り合わせの難しさを感じました。「できる」「できない」の評価に陥りやすく、「できない自分」に目を向けると意欲の低下につながります。「できない」はマイナスではなく、「可能性」としてとらえることで、モチベーションを下げることなく、小さな目標を持ち日々の業務に向き合うことができると考えます。

●今後の活用の方向性

勤務年数が長いスタッフが多く地域に密着した当ステーションの特徴を生かし、東京都ラダーをスタッフとのコミュニケーションツールとして活用したいと考えています。スタッフ1人ひとりのめざす「到達目標」は、ライフステージにより変化します。そのため、年1回のペースで面談を実施することで、自己を振り返り看護専門職としての訪問看護における実践能力を知り、課題を共有することを大切にしています。こうしたかかわりを通じ、スタッフは自分のめざす訪問看護師像のイメージを再確認することができます。また、行動目標シートの項目の「○」が1つでも増えることを意識した訪問看護実践や業務遂行につなげることで達成感を得ながら個々のペースで成長し続けられると考えます。そのために必要な研修や教育を受ける機会をスタッフそれぞれが自主的に計画し、それを管理者がサポートすることで、当ステーションに不足していた教育体制を整えていくことにつながると思います。

どんなに小さな課題でも、自ら学び共有していくことでステーション全体の質の向上につながります。10年、20年と学びながら働き続けることのできる職場をめざし、難しく考え過ぎずにラダーを楽しく活用していきたいと考えています。

（村崎 佳代子）

●参考文献

1）パトリシア ベナーほか：ベナー看護実践における専門性―達人になるための思考と行動，早野ZITO真佐子訳，医学書院，2015.
2）厚生労働省：新人看護職員研修ガイドライン改訂版について，http://www.mhlw.go.jp/stf/seisakunitsuite/bunya/0000049578.html［2021.3.1確認］
3）東京都福祉保健局：訪問看護OJTマニュアル，https://www.fukushihoken.metro.tokyo.lg.jp/kourei/hoken/houkan/ojtmanyual.html［2021.3.1確認］
4）公益社団法人日本看護科学学会看護学学術用語検討委員会第9・10期委員：看護学を構成する重要な用語集，2011，https://www.jans.or.jp/uploads/files/committee/2011_yougo.pdf［2021.3.27確認］
5）一般社団法人東京都訪問看護ステーション協会：マイキャリアブック～行動目標シート～，p.4-5，2019.

●一般社団法人中野区医師会
中野区医師会訪問看護ステーション
東京都中野区中野 2-27-17
TEL 03-3384-1480
https://www.nakano-med.or.jp/

●医療法人社団重光会
本町訪問看護ステーション
東京都豊島区池袋本町 3-22-5
TEL 03-3985-7882

〈報告 3〉長野県看護協会 訪問看護師としての自信とやりがいを感じるために

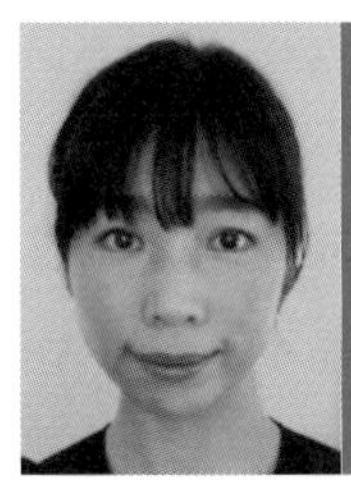

公益社団法人長野県看護協会
訪問看護認定看護師
矢口 亜希子
（やぐち あきこ）

国立甲府病院附属看護学校卒業後、安曇野赤十字病院に勤務。2001 年から訪問看護に従事し、2011 年訪問看護認定看護師資格を取得。2018 年より現職。

長野県看護協会では、活用しやすいクリニカルラダーの必要性から、長野県版「訪問看護師のクリニカルラダー」「訪問看護師のキャリアパス」「個人評価シート」などを作成。その経緯と目的、内容、導入による成果などについて紹介いただきます。

長野県では、この10年で約11万5000人の人口減少がみられ、高齢化率は5.7％増加し32.3％に達しました（2020年10月現在）[1]。その中で、高齢者の単身世帯の割合は年々増え、そうした人たちの在宅看取りを支えていくニーズが高まっています。

一方で、高齢者介護施設等を住まいとするスタイルも多くなり、高齢者介護施設等と訪問看護の連携による看取りも増えています。このように、住まいの形態が変化する中で、医療と生活の両面から在宅療養者を支える訪問看護は重要な役割を担っています。そして、このような状況は今後も続き、さらなる訪問看護サービスの安定的な提供体制の構築が喫緊の課題となっています。

訪問看護師にこそ必要なクリニカルラダー

県内には、178カ所（2020年4月現在）の訪問看護ステーションがあります[2]。事業所数は増加傾向にありますが、約7割が常勤換算5人以下の事業所です[3]。長野県は、面積は広いものの大規模事業所を必要としない中山間部・過疎地も多く、小規模事業所が地域の特性を大切にしながら訪問看護の力を発揮しています。しかし、スタッフの人数や設置主体が異なれば人材育成の方法も異なり、格差があるのが現状です。

訪問看護師は、看護師としての経験年数・知識・看護技術の習得状況などがそれぞれ異なる状況で第一歩を踏み出します。そのため、例えば医療機関の場では看護師としてベテランでも、在宅という生活の場で実践する訪問看護は難しく感じる場面があり、訪問看護師としての実践能力を注視する必要があります。また、人員不足により、研修への参加や教育に携わる人材を確保・育成することが困難な事業所も多くあり、

長野県版 3 つのシートの活用イメージ		図 1
長野県版 訪問看護師の クリニカルラダー	長野県版 訪問看護師の キャリアパス	長野県版 個人評価 シート
自己評価・他者評価に基づく 実践能力の確認と可視化	クリニカルラダーのレベル を踏まえ、訪問看護師とし てめざす姿を思い描く	課題達成方法の具体化 実践・評価

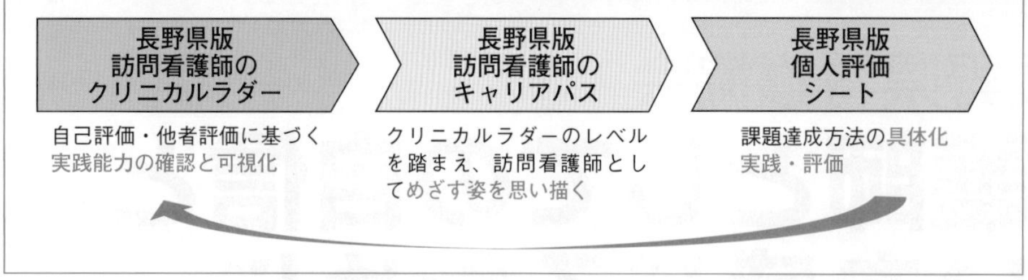

自己評価・管理者評価（客観的評価）を踏まえ個々の能力を確認・評価し、段階的に課題を確認し支援していく人材育成システムであるクリニカルラダーの活用が有効になります。

そこで、長野県看護協会では訪問看護の質向上・体制強化のため長野県受託事業に取り組む中で、2018年に訪問看護推進協議会を設置しました。メンバーは、当協会会長、長野県訪問看護ステーション連絡協議会会長、訪問看護認定看護師、長野県担当者等で構成され、アドバイザーとして山梨県看護協会会長も参加しました。その中で、「看護師のクリニカルラダー（日本看護協会版）」（以下：JNA ラダー）を基に、長野県においてどのようなクリニカルラダーが必要で活用しやすいのかを考え、作成しました。

課題と支援方法を具体化し実践につなげる

「長野県版訪問看護師のクリニカルラダー」「長野県版訪問看護師のキャリアパス」「長野県版個人評価シート」の3つを作成し、連動して活用することで課題と支援方法を具体化し実践につながるようにしました[4)]（図 1）。

●ステップ1：ラダーで実践能力を評価・確認

「長野県版訪問看護師のクリニカルラダー」（表 1）で、訪問看護師としての実践能力を自己評価・客観的評価で確認します。この実践能力はJNA ラダー同様に「ニーズをとらえる力」「ケアする力」「協働する力」「意思決定を支える力」の4つの力で構成しており、それぞれの力の実践目標を確認することで、訪問看護師の役割に気づくことができます。そして、自身は4つの力の中のどの力が強みで、どの力に自信がないのかを知り、必要な学習項目を確認します。さらに、課題を可視化しそれを達成する方法を検討します。その際、強みとなっている力を伸ばしていくにはどうしたらよいのか、という視点で可視化することがポイントです。

●ステップ2：キャリアパスで学びの機会を確認

次に、「長野県版訪問看護師のキャリアパス」（図 2062ページ）を用いて、ステップ1で抽出された課題達成に向け、各レベルに応じた研修等の方法や機会を確認します。訪問看護師としてめざす姿をクリニカルラダーのレベルに沿って、「1人前の訪問看護師」「ジェネラリスト」「地域のリーダー」「スペシャリスト」とし、段階を確認しながらOJT や自己研鑽等の方法を理解します。そして、どのようなスキルや専門性を身につけていけばよいのか、訪問看護師としての将来を思い描きます。思い描くことで、今やるべきことが明確になります。

●ステップ3：個人評価シートで年間計画を策定

これまでに導き出された課題達成方法等を「長野県版個人評価シート」（表 2063ページ）に記入し、具体的な年間計画を策定します。管理者が面接で課題等を理解し、めざす姿に向け一緒に考えサポートしていきます。そして、実践し、評価をした後、再びクリニカルラダーで実践能力の確認をする、というステップを繰り返します。

なお、ステーションの中には、すでに設置主体で取り入れている看護師のクリニカルラダーや、独自の人材育成方法を実践しているところもあります。「長野県版訪問看護師のクリニカルラダー」等の使用は強制ではなく、看護師の

「長野県版訪問看護師のクリニカルラダー」（一部抜粋） 表1

氏名：＿＿＿＿＿＿

自己評価日：　年　月　日 ＞ 他者評価・面接日：　年　月　日 ＞ 中間評価・面接日：　年　月　日 ＞ 最終評価日：　月　日

1 ≫ 定義を確認し、自己レベルを選択する

レベル	Ⅰ	Ⅱ	Ⅲ	Ⅳ	Ⅴ
定義	□ 基本的な看護手順に従い必要に応じ助言を得て訪問看護を実践する	□ 標準的な看護計画に基づき自立して訪問看護を実践する	□ ケアの受けてに合う個別的な訪問看護を実践する	□ 幅広い視野で予測的判断をもち訪問看護を実施する	□ より複雑な状況においてケアの受け手にとっての最適な手段を選択しQOLを高めるための訪問看護を実践する

2 ≫ 選択した自己レベルの実践目標が達成されているかチェックし、全ての実践目標が達成された段階でそのレベルに到達したものとする。到達されない項目は前レベルで確認する。

評価▶自：自己評価　他：他者評価

ニーズをとらえる力

レベル	Ⅰ	Ⅱ	Ⅲ	Ⅳ	Ⅴ
評価	自 他	自 他	自 他	自 他	自 他
目標	□□ 助言を得てケアの受けてや状況（場）のニーズをとらえる	□□ ケアの受けてや状況（場）のニーズをとらえる	□□ ケアの受け手や状況（場）の特性をふまえたニーズをとらえる	□□ ケアの受け手や状況（場）を統合しニーズをとらえる	□□ ケアの受け手や状況（場）の関連や意味をふまえニーズをとらえる
実践目標	**助言を得て** □□ 利用者の身体的、精神的、社会的、スピリチュアルな側面から情報収集ができる。 □□ 地域性、家族構成、環境等の情報収集ができる。 □□ 状況から、医療的な緊急度をとらえケアする必要に気づくことができる。	**自立して** □□ 利用者・家族、主治医、ケアマネジャー等の多職種から情報収集できる。 □□ 現在だけでなく過去の生活歴も意識した生活の視点で情報収集ができる。 □□ 情報収集、アセスメント、計画立案・修正、実践、評価ができる。 自らが対応できる状況なのか判断できる。	**個別性をふまえ** □□ 利用者の生活状況やADL、介護者の介護方法、社会資源など、多職種からも情報収集ができる □□ 利用者・家族、多職種間で情報の認識にずれがないか確認できる。 □□ 限られた訪問時間の中で、効率よく情報収集する工夫が1つでも考えられ情報収集が、利用者・家族に負担にならないよう配慮できる。 □□ 生活行動の変化に気づくことができる。（入浴、トイレ歩行が億劫、散歩に行かなくなったなど）	**予測的な判断のもと** □□ 高齢者の場合、人生の最終段階を見据えニーズに対する情報収集ができる。 □□ 予後、治療によるリスク等を見据え医療処置や療養場所のニーズを情報収集し、1つ1つの選択について準備を進めることができる。 □□ 人生の最終段階の判断が困難な慢性疾患や、心不全等の急速に憎悪する疾患の利用者に対し、入院が増えてきた段階で看取りを想定し情報収集ができる。 □□ 情報収集のための、様々な手段が発想でき、訪問時間の組み方の工夫ができる。	**価値観に応じた判断のもと** □□ 複眼的な視点で、困難事例の状況を把握し看護上の問題点を明確化できる。 □□ 困難事例や複雑な家族の生活・価値観を適確にアセスメントし、多様なニーズをとらえることができる。 □□ 地域全体を俯瞰して、ニーズに対し不足している機能に気づくことができる。そして、提案的に看護実践ができ、他施設等に働きかけることで解決を図る。

3 ≫ 自己レベル到達のために必要な力と学習項目（研修）を確認する

ラダー4つの力と学習項目

<ニーズをとらえる力>
- 身体面（疾患・障害）
- 身体面（生活）
- 精神面
- 社会面
- 価値観や信条の側面
- ケアの受け手の全体像

<ケアする力>
- ケアの改善
- ケアの提供
- 安全
- 感染
- 病態把握
- 薬剤の取扱い
- 救命救急

<協働する力>
- チームでの協働
- コミュニケーション
- 地域をみる視点

<意思決定を支える力>
- 意思決定支援
- 倫理
- 看取り

4 ≫ レベル到達への課題・方法を導き出す

強化したい点（課題）

➡

レベル到達方法

OJT
- □ 勉強会・事例検討
- □ 同行訪問
- □ その他（　　　　）

Off-JT
- □ 研修
- □ その他（　　　　）

自己研鑽
- □ eラーニング
- □ 学会
- □ その他（　　　　）

➡

導き出された課題・レベル到達方法を**具体化**する

▼

キャリアパスで自己の目指す姿とそのための方法を描く

▼

個人評価シートで実践・自己評価・面接をし目標達成を目指す

「長野県版訪問看護師のキャリアパス」 図 2

5 ≫ 訪問看護師クリニカルラダーから抽出された課題解決・レベル到達方法から目指す姿を考える

「キャリアパス」は、目指す姿にむけ、どのようなスキルや専門性を身につけていくべきかを示す道筋。
「訪問看護師のキャリアパス」は、訪問看護師としての自己のレベルや必要な実践能力を「訪問看護師のクリニカルラダー」で確認し、能力向上・開発を図るために、各レベルに応じた研修等の方法・機会を示している。
道筋を設定することで目標が明確になり、モチベーションや訪問看護師としてのスキルを高めることにつながる。

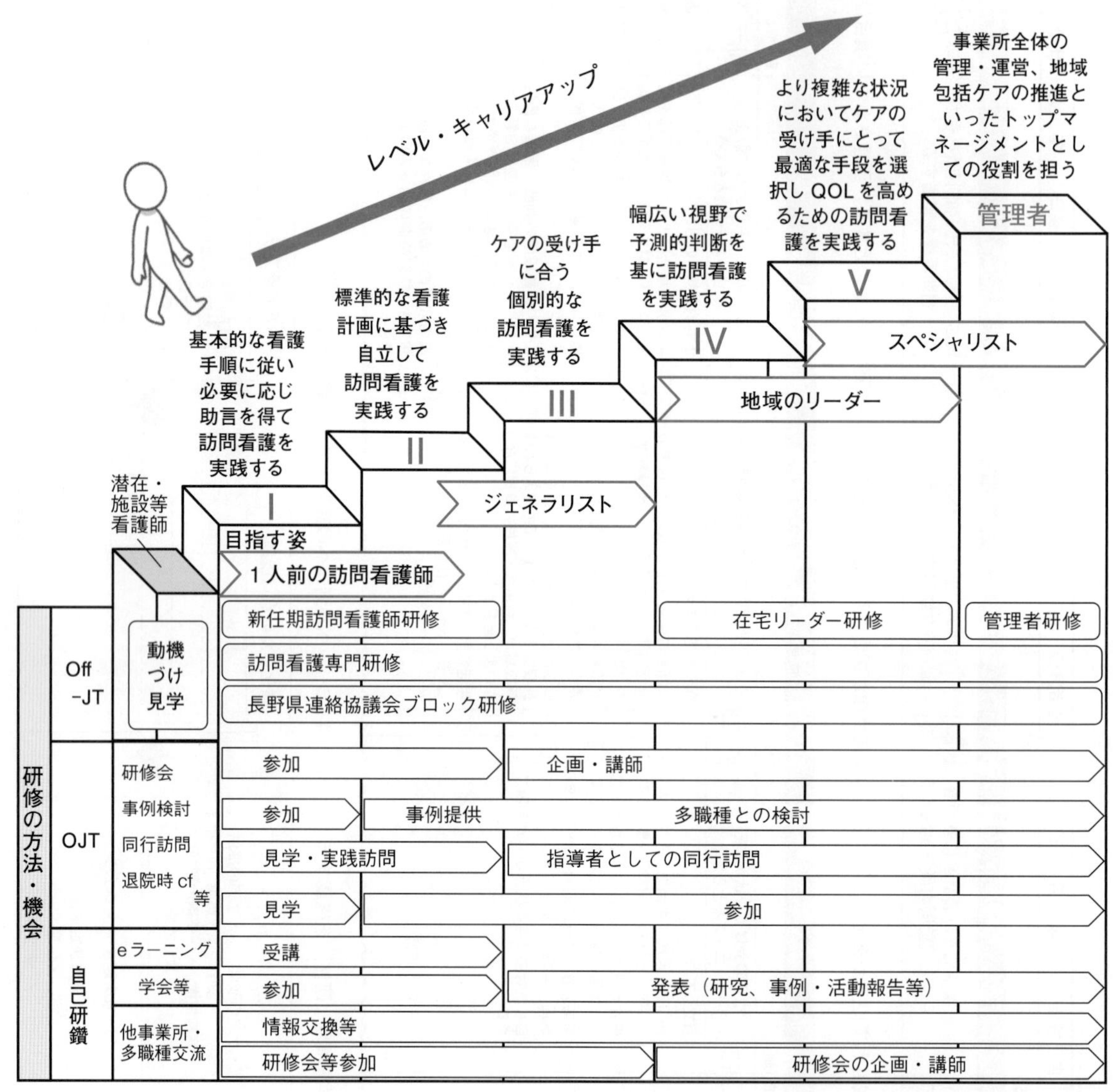

＜1人前の訪問看護師＞
訪問看護師としての知識・技術を習得し単独で訪問出来る者。

＜ジェネラリスト＞
いかなる領域・対象においても、基本となる知識・技術を応用し、多職種と連携しながら安心・安楽・安全な看護を提供できる者。

＜地域のリーダー＞
訪問看護師としての知識・技術を応用し多職種・他機関との連携を強化し、在宅ケアチームのリーダーとしての役割が取れる者。

＜スペシャリスト＞
特定の専門領域や対象において卓越した実践能力を持ち認定看護師もしくは専門看護師の認定を受ける者。
または呼吸療法士・認知症ケア専門士等、在宅療養の質向上のためにその知識・技術を発揮できる者。管理者。

「長野県版個人評価シート」（記入例）　表2

氏名：

目指す姿	
今年度（年間目標）	多職種との情報共有を積極的にし、ジェネラリストとしてのやりがいを高める。
3年後の姿	自事業所のリーダー。
5年後の姿	他事業所の訪問看護師との交流を深め、相談できる関係性をつくり、地域のリーダーを目指す。

年度　　目指すラダーレベル：　Ⅰ　Ⅱ　(Ⅲ)　Ⅳ　Ⅴ　該当レベルに○

前期目標			1、利用者・家族の思いを多職種と共有し個々のニーズを尊重した看護を実施する 2、後悔のない在宅看取りができる様、利用者・家族の意思決定に寄り添い支援する					
月			4月	5月	6月	7月	8月	9月
自己の課題	Off-JT			○日　多職種連携研修		○日 家族支援研修		
	OJT	研修会 事例検討等			A氏 事例検討			
		同行訪問 退院時 cf 等 その他	多職種への情報提供・共有		多職種へA氏の事例検討結果の共有			
	自己研鑽	e ラーニング 学会等 他事業所 多職種交流						13・14日 在宅看護学会参加

〉中間評価・面接

自己評価	達成度
・計画していた研修・学会に参加することができ、知識を深めることができた。 ・事例検討が実施でき、問題点や解決策を多職種と共有することができた。 ・在宅で最期を迎えるケースがなく、在宅看取りの経験はできなかったが、学会に参加したことで、在宅看取りの現状や事例を知り勉強になった。事業所内への報告まではできなかった。	A：できた (B)：ほぼできた C：できなかった

後期への課題	管理者からのコメント
事例検討会をすることで、様々な視点から問題点・解決策を知ることができ、日々の訪問の不安が解決出来た。又、新たなケア方法も知ることができ、利用者・家族への指導方法もより安心・安全に実施できると感じた。1人で抱え込まず、定期的に現状を共有する大切さがわかった。後期は、多職種とも事例検討会ができるようにしたい。	

後期目標			1、後悔のない在宅看取りができる様、利用者・家族の意思決定に寄り添い支援する 2、多職種と事例検討会を実施し、利用者・家族のニーズを多角的な視点で把握する					
月			10月	11月	12月	1月	2月	3月
自己の課題	Off-JT		○日 ACP 研修					
	OJT	研修会 事例検討等	在宅看護学会の報告	10月 ACP 研修について伝達講習				
		同行訪問 退院時 cf 等 その他			多職種とB氏 事例検討	C看護師に同行訪問。看護技術の確認		
	自己研鑽	e ラーニング 学会等 他事業所 多職種交流						

〉最終評価・面接

自己評価	達成度
・研修内容を事業所内で共有し、B氏の家族への対応に活かすことができた。 ・後期も在宅で最期を迎えるケースはなかったが、状態が変化した利用者と家族に対し、充分な説明と今後の療養生活の方向性について意思決定の確認ができた。 ・受け持ち以外の利用者に同行訪問することで、家族のニーズにあわせたケア方法を検討できた。	(A)：できた B：ほぼできた C：できなかった

到達の有無をチェック　　目指すラダーレベルに ☑到達した　□到達できなかった

次年度への課題	管理者からのコメント
多職種との連携を深めることで、より利用者・家族の療養と生活両方のニーズを満たすことができ、在宅チームも安心して自分の役割を実施できると感じることができた。 来年は、よりそれぞれの専門性や役割が共有できるように、積極的に多職種連携を実施していきたい。	

クリニカルラダー等を使用していない、人材育成方法に悩んでいるといったステーションで活用されることをめざしています。また、育成方法の状況によって必要なものを選択し活用するのも１つの方法です。

期待される効果

前述の３つのステップを踏むことで次のような効果が期待されます。

●スタッフへの効果

- 自己評価による看護実践能力の確認、他者による客観的評価により、実践能力の認識の共通点・相違点を把握・自覚できる
- 看護実践における、課題・課題解決方法、自己研鑽の目安を導き出すことができる。段階的に学ぶことで無理なくスムーズにステップアップできる
- 訪問看護師としてめざす姿を考え、専門性を高め、責任感・やりがいを感じることで、モチベーションの向上やキャリアアップにつながる

●管理者への効果

- 個々の職員の能力を把握し個別性を踏まえた育成方針を策定できる。スタッフの訪問看護師としての不安をサポートし、自信を持たせることで人材定着につながる
- 能力の異なるスタッフの育成に迷いや戸惑いなく段階を踏んで指導できる。互いに、評価され評価しやすい関係性が構築できる
- 事業所の教育体制の見直し・改善につながる

訪問看護ステーション連絡協議会との連携による導入

長野県訪問看護ステーション連絡協議会は、県下の８割の訪問看護ステーションが会員となっています。現場で活用できるラダーにするためには連絡協議会との連携を密にし、現場の声を聞くことが必要不可欠です。そのため、以下の研修会を共催しました。

●４地域で説明会（2019年４月）

長野県は大きく４地域に分かれて活動しています。そのため、地域ごとに説明会を行いました。各地域で活動する訪問看護認定看護師等に講師を依頼することで、現場での活用方法・効果について理解しやすい内容としました。

●連絡協議会総会における他県のクリニカルラダーの活用に関する講演会（2019年６月）

先駆的に導入している滋賀県での活用方法や効果等について、滋賀県訪問看護ステーション連絡協議会会長が講演しました。実際の活用例などから効果や課題を知ることができ、導入のイメージが明確になりました。

●導入による活用例の報告（2020年５月）

新型コロナウイルス感染症の影響で、１カ所でのみ研修会を行いました。活用方法等に加え、実際に導入した訪問看護ステーション管理者が、効果や課題について報告しました。

導入による効果

「長野県版訪問看護師のクリニカルラダー」について初めて説明会を行った2019年４月のアンケート調査では、「長野県版訪問看護師のクリニカルラダー」について「知っている」と回答した訪問看護師は26％でした。この結果から、まずは訪問看護師のクリニカルラダーがあることを周知する必要があると思われました。その後、説明会や講演会を実施したことにより9月には、85％の訪問看護師が「長野県版訪問看護師のクリニカルラダー」について「知っている」と回答しています。また、活用している訪問看護ステーションも増えており、その効果として「自分の課題が明確になり目標が立てやすい」「人材育成の方法がわからず実施できずにいたが、よいきっかけになった」などの効果

「長野県版訪問看護師のクリニカルラダー　管理者用」　表3

事業所名：

管理者氏名：

能力・定義				
組織管理能力（訪問看護事業所の方針を実現するために資源を活用し、事業所組織をつくる力）	評価	／	／	
	実践目標	□	□	事業所の理念や目標を明確にし、職員が見えるよう掲示し職員と共有している。（職員に浸透している）
		□	□	事業所の目標の中には、利用者数や在宅看取り件数などの具体的な数値が入っているものがある。
		□	□	経営的な視点を持ち、人的資源・物的資源・経済的資源・情報資源を把握・評価し、整備することができる。
		□	□	あらゆる状況において、職員の立場や意見を理解し、利用者・家族、事業所内外の関係者と調整・交渉することができる。
		□	□	事業所が地域の中でどのような役割を担っているのか理解し、地域におけるネットワークを積極的に構築することができる。
		□	□	職員が、健康で安全に働けるよう、環境に配慮し整備することができる。
		□	□	訪問先等で感じる倫理的問題や課題を、日常的に事業所全体で議論できる文化をつくることができる。
		□	□	職員の就労に関する満足度等について定期的に話し合っている。
		□	□	職員に、訪問看護師としての役割や自身の看護観を話している。
		□	□	関係法令等を理解し、職員に運営規定等の尊守に必要な指導を行うことができる。
質管理能力（利用者の生命、利用者・家族の生活、尊厳を尊重し看護の質を事業所として保証する力）	評価	／	／	
	実践目標	□	□	職員の看護実践能力（訪問看護師のクリニカルラダーレベルなど）を考慮し、担当利用者の選択や、訪問件数などの勤務体制を検討し、訪問看護の質を保証することができる。
		□	□	事業所の実践能力の質向上のために、特定の専門領域において卓越した実践能力をもつスペシャリストとの活動を推進できる。
		□	□	職員の、利用者・家族の情報収集、看護問題、看護計画立案に助言している。
		□	□	看護実践の評価・助言のために、職員との同行訪問を計画的に行っている。
		□	□	職員の、利用者・家族とのコミュニケーション場面について助言している。
		□	□	看護実践等のマニュアルの見直しを提案し、評価・改善できるよう支援している
人材育成能力（将来を見据えて、人材を組織的に育成・支援する力）	評価	／	／	
	実践目標	□	□	定期的に面接を行い、職員の実践目標を把握し、個々の目標達成にあわせた支援・動機付けをしている。
		□	□	職員のキャリア志向を把握し、計画的な指導・助言によりキャリア発達を支援している。
		□	□	職員の能力や可能性を見出し、能力を発揮する機会や権限を与え、成長を支援している。
		□	□	外部からの実習・研修を受け入れるために、担当職員の教育をしている。また、教員等と課題や方針を共有するなどの指導体制が整備されている。
		□	□	次期管理者の育成を行っている。

能力・定義				
危機管理能力（予測されるリスクを回避し、安全を確保するとともに、危機的状況に陥った際に影響を最小限に抑える力）	評価	／	／	
	実践目標	□	□	利用者・家族・多職種への電話対応など、接遇について指導している。
		□	□	クレーム対応についてマニュアルが整備され、職員間で共有できている。
		□	□	安全運転で訪問できるように、訪問内容・時間や天候の変化により訪問スケジュールを見直している。
		□	□	事故や問題が発生した際、重大性や影響を踏まえて対応策を判断しマネジメントすることができる。
		□	□	発生した事故や問題の原因究明を行い、再発防止策を職員とともに立案・実施し継続的にモニタリングすることができる。
		□	□	災害時に行動できるようにマニュアルが整備され、利用者・家族と職員の安全を確保するための対応策の立案と教育を行い、災害発生に備えることができる。
		□	□	災害時に、地域における事業所の役割を把握し、災害発生時に限られた資源で遂行できるよう対応策を立てている。
		□	□	地域の他事業所・他機関などと、災害時対応についての対応策を検討する機会を設けている。
		□	□	
		□	□	
政策立案能力（看護の質向上のために制度を活用する力）	評価	／	／	
	実践目標	□	□	既存の医療・介護保険制度などの動向を情報収集し、活用することができる。
		□	□	既存の制度や制度改正について把握し、地域の問題に対する課題意識をもつことができる。
		□	□	診療・介護報酬改定などの制度改正を把握し、対応を事前に準備し活用することができる。
		□	□	職能団体や県行政等と協働し、地域の課題解決を図ることができる。
		□	□	
		□	□	
創造する能力（幅広い視野から事業所の方向性を見出し、新たなものを創り出そうと挑戦する力）	評価	／	／	
	実践目標	□	□	事業所の風習や習慣にとらわれず、医療・看護・介護などの動向を踏まえ、新たな訪問看護サービスの提供方法について職員とともに検討し実施することができる。
		□	□	他事業所の訪問看護管理者や他施設の管理者と情報交換する機会を設けている。
		□	□	医療・看護・介護などの動向、社会・地域の状況などに関する情報を活用し、訪問看護のニーズの変化を予測し、対応することができる。
		□	□	地域のニーズを把握し、必要な訪問看護サービスを、他事業所の訪問看護管理者などと協働して、整備するための方策を提案することができる。
		□	□	

〈参考資料〉日本看護協会：病院看護管理者のマネジメントラダー．(https://www.nurse.or.jp/home/publication/pdf/guideline/nm_managementladder.pdf)［2019.8.1］．角田直枝：訪問看護は“所長”で決まる！，日本看護協会出版会，p.108，2008．手島恵編：地域密着型病院の看護管理能力向上－指針と実践－，日本看護協会出版会，2019．を参考に作成

が出ています。

一方で、活用していない理由として「すでに活用しているシステムがある」「活用する時間がない」との回答がそれぞれ30%ありました。また、「活用方法がわからない」といった回答もありました。「慣れないとラダーの評価などに時間がかかる」「管理者がクリニカルラダーの評価に慣れていない」などの意見からもわかるように、研修会等を通じ導入に向けての継続したかかわりが必要だと実感しました。

訪問看護ステーション管理者のクリニカルラダーの必要性

2014年訪問看護実態調査[5]によると、訪問看護ステーションに勤務する日本看護協会会員4207人の中で、管理者であると回答した581人のうち26.9%が管理者研修を受けておらず、職員数が5人以下の小規模事業所の管理者においては40.8%が管理者研修を受けていないという状況があります。この状況は長野県でも同様と考えられます。スタッフ同様に業務している場合が多く、管理業務に専念する時間が限られ人材育成をする時間がない上に、どのような方法で育成したらよいのか悩んでいるのが現実です。2019年4月に当協会が実施したアンケート調査[3]でも、「管理者のクリニカルラダーがほしい」との意見があり、管理者用を作成しました。

●管理者用ラダーで役割確認・目標抽出

「病院看護管理者のマネジメントラダー（日本看護協会版）」を基に「長野県版訪問看護師のクリニカルラダー 管理者用」（**表3** 065ページ）作成しました[4]。これは、訪問看護ステーション管理者が、管理者に必要な役割・実践能力について認識し、自己の振り返りと新たな目標の指標にするためのものです。管理者の能力を6つに分け、各能力の実践目標を掲げました。管理者が自己評価し、強みや課題を導き出します。課題解決への検討は、事業所内や他事業所の管理者と相談します。他事業所の管理者と検討することで近隣事業所との課題や解決策の共有・連携強化にもつながります。こうした取り組みにより、地域全体における訪問看護の質の底上げも期待できます。現在、管理者研修会等で、この管理者用ラダーを活用しながら導入に取り組んでいます。

これからの訪問看護の体制強化に向けて

在宅療養の推進により訪問看護への期待が高まる中、訪問看護師の役割は今後ますます多岐にわたります。その中で、自身の実践能力を理解しステップアップしていくためにはクリニカルラダーが役立つと考えます。まだ十分に普及していないため、普及活動の継続とシステムの修正を繰り返し、より活用しやすいものにしたいと思います。また、実践能力の評価だけでなく、実践できている能力をスキルアップする、気づいていない自身の強みを知り訪問看護師としての自信ややりがいを感じられるきっかけとして活用できるよう取り組んでいきたいです。

●参考文献

1）長野県：長野県2020年10月1日現在の年齢別人口の推計結果，https://www.pref.nagano.lg.jp/tokei/tyousa/documents/nenrei0210.pdf［2021.3.29確認］
2）長野県：令和2年度社会福祉施設名簿　2020年4月訪問看護ステーション数，https://www.pref.nagano.lg.jp/kenko-fukushi/kenko/fukushi/houjin/meibo.html［2021.1.20確認］
3）公益社団法人長野県看護協会：長野県版訪問看護師のクリニカルラダーに関するアンケート結果，2019.
4）公益社団法人長野県看護協会：訪問看護師の人材育成，https://nursen.or.jp/nursing/training/［2021.3.18確認］
5）公益社団法人日本看護協会：2014年訪問看護実態調査報告書，2015，https://www.nurse.or.jp/home/publication/pdf/report/2015/homonjittai.pdf［2021.3.18確認］

●公益社団法人長野県看護協会
長野県松本市旭2-11-34
TEL 0263-35-0421
https://www.nursen.or.jp

〈報告 4〉京都府看護協会
特養の看護師のキャリアアップをめざして

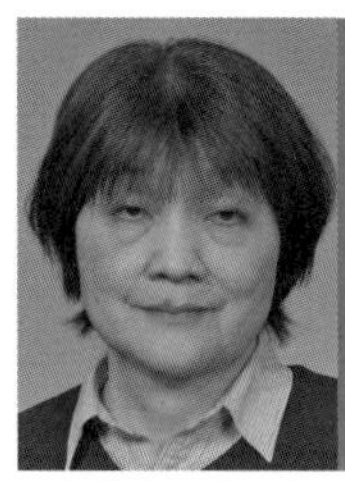

公益社団法人京都府看護協会
常任理事
辻村 美春
（つじむら みはる）

1981 年京都府立保健婦専門学校卒業後、京都府に入職。保健所等勤務後、2013 年退職。2015 年 7 月より現職。

京都府看護協会看護師Ⅱ職能委員会では、活動目標である「介護老人福祉施設・在宅領域の看護職の資質の向上および人材確保・定着に向けた支援体制の構築」の達成のため、独自のクリニカルラダーを作成。その成果と今後の課題を報告いただきます。

作成に至るまで

「京都版高齢者介護施設看護師のクリニカルラダー」[1)]（以下：京都版ラダー）は、2017年8月、京都府看護協会主催の「看護師のクリニカルラダー（日本看護協会版）研修会」を受講した特別養護老人ホームの看護師たちの発案で作成しました。

研修会では、参加者全員で「看護師のクリニカルラダー（日本看護協会版）」[2)]（以下：JNAラダー）について学んだ後、介護・福祉関係施設と在宅等領域の参加者は、いずれも先進的な取り組みである兵庫県の高齢者介護施設関係の事例と滋賀県訪問看護ステーションでの「滋賀県版クリニカルラダー」[3)]の導入事例報告を受講し、施設種別に分かれてグループワークを行いました。その報告会で、特養の看護師グループから、「施設に配置されている看護師は少ないけれど、各施設の看護師が協働して、自分たちのクリニカルラダーをつくります」と報告がありました。当協会事務局としては当初は半信半疑でしたが、9月には自主的な勉強会が始まりました。筆者は当協会担当理事として、看護師たちが活動しやすいように会議する場を確保し、会議参加者の旅費を保証するため理事会での承認を得て、10月から8人の特養の看護師による「クリニカルラダー作成検討部会」を設置。こうして、本格的に検討が始まりました。

ラダー作成の経過

●クリニカルラダー作成検討部会

クリニカルラダー作成検討部会による活動の詳細は、以下のとおりです（068ページ図）。

<設置目的>

①京都府内の特養で活用できるクリニカルラダーを作成する。

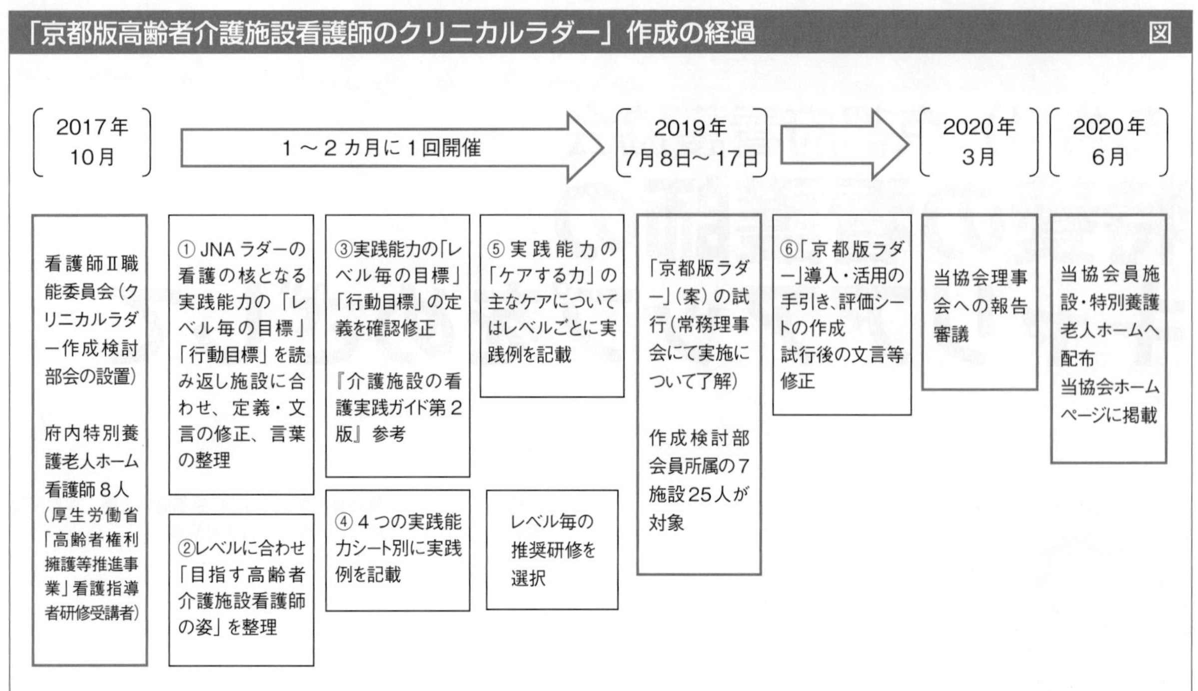
2017年
10月
1～2カ月に1回開催
2019年
7月8日～17日
2020年
3月
2020年
6月
看護師Ⅱ職能委員会（クリニカルラダー作成検討部会の設置）
府内特別養護老人ホーム看護師8人（厚生労働省「高齢者権利擁護等推進事業」看護指導者研修受講者）
①JNAラダーの看護の核となる実践能力の「レベル毎の目標」「行動目標」を読み返し施設に合わせ、定義・文言の修正、言葉の整理
②レベルに合わせ「目指す高齢者介護施設看護師の姿」を整理
③実践能力の「レベル毎の目標」「行動目標」の定義を確認修正
『介護施設の看護実践ガイド第2版』参考
④4つの実践能力シート別に実践例を記載
⑤実践能力の「ケアする力」の主なケアについてはレベルごとに実践例を記載
レベル毎の推奨研修を選択
「京都版ラダー」（案）の試行（常務理事会にて実施について了解）
作成検討部会員所属の7施設25人が対象
⑥「京都版ラダー」導入・活用の手引き、評価シートの作成
試行後の文言等修正
当協会理事会への報告審議
当協会員施設・特別養護老人ホームへ配布
当協会ホームページに掲載
「京都版高齢者介護施設看護師のクリニカルラダー」作成の経過　図

②府内の高齢者介護施設で導入し、看護職員の資質向上をめざし、入居者に安全で安心な看護ケアの提供ができる看護職員を育成する。

＜設置期間および会議回数＞

2017年10月～2020年3月（会議は1～2カ月に1回程度）

＜構成人数＞

特養の看護師8人、担当理事

●作成手順

以下のような手順で、定義・文言を作成しました（図）。

①「看護の核となる実践能力」（以下：実践能力）について、「ニーズをとらえる力」「ケアする力」「協働する力」「意思決定を支える力」それぞれの「レベル毎の目標」「行動目標」を、特養で活用できるよう文言を修正し、言葉を整理し全員で共有した（例：「患者」→「入居者・家族」とする、「関係者」「周囲の人々」の定義など）。

②「目指す高齢者介護施設看護師の姿」をレベル毎に整理した。

③実践能力の「レベル毎の目標」「行動目標」の定義を『介護施設の看護実践ガイド第2版』[4]を参考に確認した（070・071ページ表1）。

④4つの実践能力別に実践例シートを作成し、レベル毎の実践例を記して具体的にイメージできるようにした（072ページ表2）。

⑤実践能力の「ケアする力」については高齢者介護施設で行う主なケアとして、「嚥下機能障害」「認知症」「褥瘡」「看取り」「悪性疾患の終末期」「感染症」の項目別に実践例を記載したシートを作成し、より具体的に到達度が確認できるようにした（073ページ表3）。

⑥京都版ラダー（案）試行後のアンケート結果を踏まえ、文言等を修正し、「『京都版高齢者介護施設看護師のクリニカルラダー』導入・活用の手引き」[1]と「京都版ラダー評価シート」（074ページ表4）を作成した。

●京都版ラダー（案）の試行の実施

京都版ラダー作成に携わった検討部会メンバーが所属する7施設の看護師25人を対象に、2019年7月8日～17日まで京都版ラダー（案）を使用して自己評価をしてもらい、その後に自記式アンケートの記載を依頼しました。

<アンケートの内容>

①JNAラダーの認知状況および活用の有無、②京都版ラダー（案）を基にした自己評価（自己の段階と課題の明確化）および今後の活用希望や意見の自由記載としました。

<結果>

アンケートは25人全員から回収できました（回収率100％）。①JNAラダーについては、「知っている」は14人（56.0％）、「活用したことがある」は7人（28.0％）。②京都版ラダー（案）については、「自分のレベルが明確になった」は23人（92.0％）、「目標や課題が明確になった」は18人（82.0％）、「活用したい」は15人（60.0％）で、特養の看護職員の資質向上には有用であると判断しました。

自由記載では、「利用者や家族へのケアは他部門の他職種との連携が不可欠であり、個々の看護師、管理者も特養看護師の役割を認識する機会になった」「客観的・具体的に自己評価ができた」「特養では施設長・上司が看護職でない場合もあり、評価者が誰になるのか不安。管理者の理解がなければ導入は困難だと思う」との意見がありました。

今後の普及に向けては、施設長・上司の理解が必要であり、施設長・上司が看護職でない場合は誰を評価者とするのか、また他職種の上司に看護業務を理解してもらうことの難しさなどの課題が見えてきました。

アンケート結果を基に京都版ラダー（案）を修正し、2020年3月当協会理事会に報告、意見を集約しました。

京都版ラダーの普及活動

京都版ラダーの普及のために、以下のような活動を行いました。

- 当協会の職能集会や「高齢者ケア施設・訪問看護ステーション等看護管理者研修」、交流会で随時経過報告をした。
- 2020年6月、当協会会員施設および府内の特養に京都版ラダーを配布。また、当協会ホームページに掲載し公表した。
- 第51回（2020年度）日本看護学会学術集会において、「『A看護協会版高齢者介護施設看護師のクリニカルラダー』の試行後の評価と課題～多施設協働で臨んだ介護老人福祉施設看護師の役割の明確化～」として報告した。
- 京都版ラダーの普及推進に向けての検討資料とするため、「京都府内介護老人福祉施設における看護職員の状況調査」（調査期間：2020年9月1日～15日）を実施した。この調査結果については現在分析中である。

京都版ラダーの特徴

京都版ラダーの特徴として、以下のような点が挙げられます（「京都版ラダー」「評価シート」ともにPDFデータとエクセルデータの2種があります）。

- 施設によって看護師に求める役割が異なるため、行動目標は各施設の状況に応じて修正し使用できる。また、キャリアアップのために履修が推奨される研修を記載した。
- 実践例を、各施設で実践した症例ケースに置き換えることで、高齢者介護施設での知識・技術・業務などをより具体的に表記できる。また、各施設において、実践していること・していないことなどを追加・削除できるように、項目ごとにエクセルデータのセルを分割しており自施設に合わせて容易に編集ができる。
- 表2（072ページ）の「ケアする力」の実践能力は、よく実施する主なケアについてレベルごとに実践例を挙げ、より具体的に到達度が確認できる。
- 個々の看護師が評価シートで「実践できていることは何か」を確認でき、京都版ラダーと突き合わせることで自身の能力を客観的に評

「京都版高齢者介護施設看護師クリニカルラダー」

看護の核となる実践能力：看護師が論理的な思考と正確な看護技術を基盤に、入居者・家族等のニーズに応じた看護を臨地で実践する能力

			Ⅰ	Ⅱ
定義	レベル		Ⅰ	Ⅱ
定義	レベルの定義		基本的な看護手順に従い必要に応じ助言を得て看護を実践する	ガイドに基づき自立して看護を実践する
定義	目指す高齢者介護施設看護師の姿		入居者・家族等から得た情報をアセスメントして、日常生活上の課題が抽出できる。 施設サービス計画に基づいて、サービスの提供が行われていることを知る。 介護施設看護の実践ガイド（以下ガイドとする）に基づいて、助言を受けながら応用し、看護実践できる。	ガイドに基づいて自ら応用し、個別的な生活を支えるための看護実践できる。 施設サービス計画の健康面をモニタリングし、再アセスメントにより新たな課題を抽出できる。 （一人前）
看護の核となる実践能力	ニーズをとらえる力	【レベル毎の目標】	助言を得て入居者・家族等や状況（場）のニーズをとらえる。	入居者・家族等や状況（場）のニーズを、自らとらえる。
		【行動目標】	(1) 助言を受けながら入居者・家族等の全人的側面から、必要な情報収集ができる。 (2) 助言を受けながら、得られた情報をもとにアセスメントを行い、入居者・家族等の全体像としての課題をとらえることができる。 (3) 入居者・家族等の状況から、緊急度をとらえることができる。	(1) 入居者・家族等の全人的側面から、必要な情報収集ができる。 (2) 得られた情報をもとにアセスメントを行い、入居者・家族等の全体像としての課題をとらえることができる。
	ケアする力	【レベル毎の目標】	助言を得ながら、安全な看護を実践する。	入居者・家族等や状況（場）に応じた看護を実践する。
		【行動目標】	(1) 指導を受けながら、ガイドに沿ったケアが実施できる。 (2) 指導を受けながら、入居者・家族等に基本的援助ができる。 (3) 自施設の看護手順やガイドラインに沿って、基本的看護技術を用いて、看護援助ができる。	(1) 入居者・家族等の個別性を考慮しつつ、ガイドに基づきケアを実践できる。 (2) 入居者・家族等に対して、ケアを実践する際に必要な情報を得ることができる。 (3) 入居者・家族等の状況に応じた援助ができる。
	協働する力	【レベル毎の目標】	関係者と情報共有ができる。	看護の展開に必要な関係者を特定し、情報交換ができる。
		【行動目標】	(1) 助言を受けながら、入居者を看護していくために必要な情報が何かを考え、その情報を関係者と共有することができる。 (2) 助言を受けながら、チームの一員としての役割を理解できる。 (3) 助言を受けながら、ケアに必要と判断した情報を関係者から収集することができる。 (4) 入居者を取り巻く関係者の多様な価値観を理解できる。	(1) 入居者を取り巻く関係者の立場や役割の違いを理解した上で、それぞれと積極的に情報交換ができる。 (2) 必要時、関係者とコミュニケーションを取ることができる。 (3) 看護の展開に必要な関係者を特定できる。 (4) 看護の方向性や関係者の状況を把握して、情報交換ができる。
	意思決定を支える力	【レベル毎の目標】	入居者や周囲の人々の意向を知る。	入居者や周囲の人々の意向を看護に活かすことができる。
		【行動目標】	(1) 助言を受けながら、入居者や周囲の人々の、思い・考え・希望等を知ることができる。 (2) 最終段階における意思決定のプロセスを理解することができる。	(1) 入居者や周囲の人々の、思い・考え・希望等を意図的に確認することができる。 (2) 確認したい思い・考え・希望等をケアに関連づけることができる。 (3) 最終段階における意思決定のプロセスを理解し実施することができる。
レベル毎の推奨研修の提案			○高齢者介護施設における看護師の役割 ○高齢者の特徴とフィジカルアセスメント ○認知症研修（基礎） ○感染予防研修 (基礎) ○嚥下機能研修（基礎） ○スキンケア（基礎）	○看取り研修（総論） ○認知症研修（実践） ○感染予防研修（実践） ○嚥下機能研修（実践） ○スキンケア（実践）

表 1

言葉の説明
・関係者とは、医師、看護職員、介護職員、介護支援専門員、生活相談員、機能訓練士、管理栄養士（栄養士）、社会福祉士等の他職種や家族または入居者を取り巻く人々。
・周囲の人々とは、家族または入居者を取り巻く人々、友人、他職種
・家族等とは、家族または入居者を取り巻く人々、友人、キーパーソン等

Ⅲ	Ⅳ	Ⅴ
入居者・家族等に合う個別的な看護を実践する	幅広い視野で予測的判断をもち看護を実践する	より複雑な状況において、入居者・家族等にとっての最適な手段を選択しQOL（生活・人生の質）を高め、SOL（生命の尊厳）を保持するための看護ができ、看護の質を管理する立場から教育的役割を実践する
日常生活の場において全人的な側面から情報収集し、生活を支えるための個別的な看護実践を自立して展開できる。 **（実習指導者）**	**施設内外の看護チームの目標に照らして、予後予測に基づき、看護実践の変更と評価ができる。** **多職種と連携しながら日常生活を支える医療者として調整力を発揮できる。** **（教育担当者・管理者）**	**高齢者介護施設が提供する看護の質を、管理する立場から教育的役割を発揮できる。** **不足している社会資源について、施設ケアの実践者の立場から政策提言できる。** **（スペシャリスト・管理者）**
入居者・家族等や状況（場）の特性をふまえたニーズをとらえる。	入居者・家族等や状況（場）を統合し、ニーズをとらえる。	入居者・家族等や状況（場）の関連や意味をふまえニーズをとらえる。
(1) 入居者・家族等の全人的側面から、個別性を踏まえた情報収集ができる。 (2) 得られた情報をもとにアセスメントを行い、優先度の高いニーズをとらえることができる。	(1) 予測的な状況判断のもと、全人的側面から、必要な情報収集ができる。 (2) 意図的に収集した情報を統合し、アセスメントを行い、ニーズをとらえることができる。	(1) 入居者・家族等を取り巻く複雑な状況を把握し、ニーズの情報収集ができる。 (2) 入居者・家族等や周囲の人々の価値観に応じた判断ができる。
入居者・家族等や状況（場）の特性をふまえた看護を実践する。	様々な技術を選択・応用し看護を実践する。	最新の知見を取り入れた、創造的な看護を実践する。
(1) 入居者・家族等の個別性に合わせて、適切なケアを実践できる。 (2) 入居者・家族等の顕在的・潜在的ニーズを察知し、ケアの方法に工夫ができる。 (3) 入居者・家族等の個別性をとらえ、看護実践に反映ができる。	(1) 入居者・家族等の顕在的・潜在的なニーズに応えるため、幅広い選択肢の中から適切なケアを実践できる。 (2) 幅広い視野で入居者・家族等をとらえ、起こりうる課題や問題に対して、予測的および御坊的な看護実践ができる。	(1) 入居者・家族等の複雑なニーズに対応するため、あらゆる知見（看護および看護以外の分野）を動員しケアを実践・評価・追及できる。 (2) 複雑な問題をアセスメントし、最適な看護を選択できる。
入居者やその関係者、多職種と連携ができる。	入居者を取り巻く多職種の力を調整し連携できる。	入居者の複雑なニーズに対応できるように、多職種の力を引き出し連携に活かすことができる。
(1) 入居者の個別的なニーズに対応するために、その関係者と協力し合いながら多職種連携を進めていくことができる。 (2) 入居者・関係者とケアについて意見交換ができる。 (3) 積極的に多職種に働きかけ、協力を求めることができる。	(1) 入居者が置かれている状況（場）を広くとらえ、結果を予測しながら多職種連携の必要性を見極め、主体的に多職種と協力し合うことができる。 (2) 多職種間の連携を機能するように調整できる。 (3) 多職種の活力を、維持・向上させる関わりができる。	(1) 複雑な状況（場）の中で見えにくくなっている入居者のニーズに適切に対応するために、自律的な判断のもと、関係者に積極的に働きかけることができる。 (2) 多職種連携が十分に機能するよう、調整的役割を担うことができる。 (3) 医療・看護面において、関係者・多職種間の中心的役割を担うことができる。 (4) 目標に向かって多職種の活力を引き出すことができる。
入居者や周囲の人々に意思決定に必要な情報提供や、場の設定ができる。	入居者や周囲の人々の意思決定に伴うゆらぎを共有でき、選択を尊重できる。	複雑な意思決定プロセスにおいて、多職種も含めた調整的役割を担うことができる。
(1) 入居者や周囲の人々の意思決定に必要な情報を提供できる。 (2) 入居者や周囲の人々の意向の違いが理解できる。 (3) 入居者や周囲の人々の意向の違いを多職種に代弁できる。 (4) 最終段階における意思決定のプロセスに沿ったケアを実施することができる。	(1) 入居者や周囲の人々の意思決定プロセスに看護職の立場で参加し、適切な看護ケアを実践できる。	(1) 適切な資源を積極的に活用し、入居者や周囲の人々の意思決定プロセスを支援できる。 (2) 法的および文化的配慮など多方面から入居者や周囲の人々を擁護した意思決定プロセスを支援できる。
○看取り研修（各論） ○認知症研修 ○感染予防研修（リーダー） ○喀痰吸引等京都府指導者養成研修 ○喀痰吸引等京都府指導看護師フォローアップ研修 ○嚥下機能研修（応用） ○スキンケア（応用） ○ファシリテーション研修（基礎）	○ファシリテーション研修（実践） ○医療安全管理者養成講習会 ○介護施設における看護指導者養成研修 ○地域包括研修	○看護管理者ファーストレベル研修 ○JNA ラダーの研修

「京都版高齢者介護施設看護師クリニカルラダー　実践例」（「ケアする力」の例）　表2

看護の核となる実践能力：看護師が論理的な思考と正確な看護技術を基盤に、ケアの受け手のニーズに応じた看護を臨地で実践する能力

言葉の説明
- 関係者とは、医師、看護職員、介護職員、介護支援専門員、生活相談員、機能訓練士、管理栄養士（栄養士）、社会福祉士等の他職種や家族または入居者を取り巻く人々。
- 周囲の人々とは、家族または入居者を取り巻く人々、友人、他職種
- 家族等とは、家族または入居者を取り巻く人々、友人、キーパーソン等

ケアする力

			I	II	III	IV	V
定義	レベル		I	II	III	IV	V
定義	レベルの定義		**基本的な看護手順**に従い必要に応じ**助言を得て**看護を実践する	**ガイド**に基づき**自立して**看護を実践する	入居者・家族等に合う**個別的な看護**を実践する	**幅広い視野で予測的判断**をもち看護を実践する	より**複雑な状況**において、入居者・家族等にとっての**最適な手段**を選択しQOL（生活・人生の質）を高め、SOL（生命の尊厳）を保持するための看護ができ、看護の質を管理する立場から教育的役割を実践する
看護の核となる実践能力	ケアする力	【レベル毎の目標】	助言を得ながら、**安全な看護**を実践する。	入居者・家族等や状況（場）に**応じた看護**を実践する。	入居者・家族等や状況（場）の**特性をふまえた看護**を実践する。	様々な技術を選択・応用し看護を実践する。	最新の知見を取り入れた、創造的な看護を実践する。
看護の核となる実践能力	ケアする力	【行動目標】	(1) 指導を受けながら、ガイドに沿ったケアが実施できる。 (2) 指導を受けながら、入居者・家族等に基本的援助ができる。 (3) 自施設の看護手順やガイドラインに沿って、基本的看護技術を用いて、看護援助ができる。	(1) 入居者・家族等の個別性を考慮しつつ、ガイドに基づきケアを実践できる。 (2) 入居者・家族等に対して、ケアを実践する際に必要な情報を得ることができる。 (3) 入居者・家族等の状況に応じた援助ができる。	(1) 入居者・家族等の個別性に合わせて、適切なケアを実践できる。 (2) 入居者・家族等の顕在的・潜在的ニーズを察知し、ケアの方法に工夫ができる。 (3) 入居者・家族等の個別性をとらえ、看護実践に反映ができる。	(1) 入居者・家族等の顕在的・潜在的なニーズに応えるため、幅広い選択肢の中から適切なケアを実践できる。 (2) 幅広い視野で入居者・家族等をとらえ、起こりうる課題や問題に対して、予測的および予防的な看護実践ができる。	(1) 入居者・家族等の複雑なニーズに対応するためあらゆる知見（看護および看護以外の分野）を動員しケアを実践・評価・追求できる。 (2) 複雑な問題をアセスメントし、最適な看護を選択できる。
看護の核となる実践能力	ケアする力	実践例	① 指導を受けながら、治療重視の思考よりも、生活の場として入居者が長期的に健康的な生活をするための看護師の役割を理解する。 ② 長期における健康的な生活の援助、QOL を支えていくケアを、指導を受けながら実践する。 ③ 入居者について、助言を得ながらのケアの実施ができる。特に頻繁に行われる可能性が高い医療処置である服薬、喀痰吸引、経管栄養の扱い等について助言を得ながら安全に実施できる。 ④ プライバシーの保護や尊厳を意識し看護ケアを実施することができる。 ※具体的な看護ケアの実践例は別紙参照	① 自立して、治療重視の思考よりも、生活の場として入居者が長期的に健康的な生活をするための看護師の役割を理解し、ケアを実践することができる。 ② 施設サービス計画書に基づき、看護の役割から必要なケアをガイドや施設手順等に沿って、自立して実践することができる。 ③ 入居者・家族等に対してケアを実践する際に必要な情報を得て、状況に応じた援助ができる。 ④ 入居者の病状や状況の変化に応じて看護計画を再アセスメントし、課題への対応をすることができる。	① 入居者の行動に対し、その行動の背景にあるものを明らかにして、思いに寄り添いケアを実践することができる。 ② 入居者・家族等の個別性に合わせて、時間、ケア内容、体勢などの工夫をすることができる。 ③ 施設サービス計画書に対するモニタリングが行え、さらに適切なプランが提案でき、適切なケアの提供ができる。	① 入居者・家族等の健在的・潜在的ニーズにこたえるため、予測的および予防的なケアを、あらゆる手段から選択しケアの提案及び実践をすることができる。 ② 状況に応じて、予測される変化を想定し、関係者、及び関係機関へ連絡し情報共有し、先を考えた看護を実践することができる。	① 入居者・家族等の複雑なニーズに対応するため、実践したケアを総合的に評価し、よりよい看護を実践することができる。 ② 複雑な問題をアセスメントし、施設内だけでなく関係機関等と情報共有し、最適な看護を選択し実践することができる。 (例えば) ・自宅へ帰りたい・外出・外泊等の希望に対し、地域や関係機関と連携し希望を叶えられるよう働きかけることができる。 ③ 入居者の生活や治療において、対立した価値があるなど複雑な状況下にある場合、その状況を把握し解決に導くことができる。 ④ 時代に沿った新しい情報を常に収集し、入所者の尊厳を尊重し、入居者家族等が満足する新しい創想したケアを見出すことができる。 ⑤ 看護師の教育、育成の環境を整え看護師のケアの統一を図ることができる。 ⑥ 施設内での医療事故等に対しマネジメントを実施し、看護ケアが安全に実施できる環境を構築することができる。

ケアする力（項目ごとの実践例）　表3

	Ⅰ	Ⅱ	Ⅲ	Ⅳ	Ⅴ
嚥下機能障害	・指導を受けながら、嚥下障害のある入居者に安全な食事介助ができる。 ・指導を受けながら、嚥下の評価ができる。 ・経口摂取維持、経口摂取移行等について指導を受け理解ができる。	・嚥下障害のある入居者に、安全な食事介助が出来る。 ・自立して、嚥下の評価ができる。 ・経口摂取維持、経口摂取移行等についての取り組みを自立して実施ができる。	・嚥下評価に沿って、適切な食事形態・食事姿勢を考えることができる。 ・嚥下機能障害のある入居者に、食べたいものを安全に提供する工夫ができる。 ・その人に合ったケアが実践できる。	・嚥下評価に沿って、多職種と連携しより個別性に富んだケアの提供を実施できる。 ・経口摂取維持、経口摂取移行等について、体制に基づいて実施し評価できる。また嚥下困難事例等に関して、状況を把握し統一したケアの提供を実施できるよう働きかけることができる。	・経口摂取維持や経口摂取移行等の体制を整えることができる。 ・嚥下機能障害のケアについて、教育・研修が実践できる。 ・嚥下機能障害のケアについて、家族教育ができる。
認知症	・認知症の基礎知識について理解し、指導を受けながらケアが実践できる。 ・認知症を患っている入居者と、助言を受けながらコミュニケーションが取れる。	・自立して、認知症の基礎知識について理解しケアが実践できる。 ・自立して、その人にあったコミュニケーションが取れる。	・心理や行動を理解し、その人にあったケアを実践し心理的安定を図ることができる。 例）認知症の中核症状、周辺症状（BPSD）の帰宅願望・医療・介護拒否・物盗られ妄想・暴力行為など	・認知症の特性をふまえながら、危険性を予測することで、どのように対応するかを考え実践できる。	・より複雑な認知症の症状や状況に置かれても、適切な判断やケアの実践と評価ができる。 ・認知症ケアについて、教育・研修が実践できる。
褥瘡	・指導を受けながら、褥瘡のメカニズムを理解し、ケアが実施できる。 ・指導を受けながら、褥瘡のアセスメントを実施できる。	・褥瘡のメカニズムを理解し、ケアを自立して実施できる。 ・自立して、褥瘡アセスメントを実施できる。 ・褥瘡部の観察を行い、医師の指示の下看護ケアを実施できる。	・褥瘡の状態に応じてケアを実践できる。医師への報告・相談、及び関係機関への受診の考慮ができる。 ・入居者の状態を理解し、その人に合ったケアが実践できる。 ※マットの選択・体位・除圧方法・栄養など個別性を重視して計画できる。	・褥瘡アセスメントを実施しケアの評価、考察、計画を総合的にとらえ実施できる。 ・褥瘡に対する総合的なケアを、多職種協働のもと実施できるよう計画し、働きかけることができる。	・褥瘡予防、褥瘡ケアの体制を整備することができる。 ・褥瘡予防、褥瘡ケアの機能的な評価を行うことができる。 ・褥瘡予防対策等について、教育・研修を行うことができる。
看取り	・指導を受けながら、入居者・家族等の希望を叶えることの必要性を理解し取り組むことができる。 ・指導を受けながら、入浴時（外出、食事、嗜好品、面会等時）のケア（付き添いや状態観察等）をすることができる。	・入居者・家族等の希望を叶えることの必要性を理解し取り組むことができる。 ・看取りへの流れを理解し、助言を受けながら入浴時（外出、食事、嗜好品、面会等時）のケア（付き添いや状態観察等）をすることができる。	・入居者の状況を理解し、その人に合った入浴時（外出、食事、嗜好品、面会等時）のケア（付き添いや状態観察等）をすることができる。 ・入居者の尊厳を重視し、苦痛を最小限に安楽なケアを実践することができる。	・医学用語を使わず、わかりやすい言語で家族の理解度に合わせた説明の実践と、理解の確認ができ、状況に合わせた対応ができる。 ・苦痛を最小限にし、その人らしい生活ができるよう工夫しケアを実践できる。 ・入居者と家族等が満足できる納得のいくケアをするために、入居者・家族等の尊厳・価値感を情報収集しケアに生かすことができる。	・看取りケアについて、教育・研修が実践できる。 ・看取りケアについて家族教育ができる。 ・より複雑な状況において、状況を把握し解決する事ができる。 ・入居者・家族等が納得や満足できることを目指した、創造的なケアを実践できる。
悪性疾患の終末期	・対象者となる疾患について理解し、指導を受けながら状態観察を行い、日常の看護ケアが実践できる。 ・指導を受けながら、症状への対症療法や苦痛の緩和へのケアを実践することができる。	・対象となる疾患について理解し、指導を受けながら日常の看護ケアが実践できる。 ・苦痛の緩和への対応を助言を受けながら実践することができる。	・入居者の状態を理解しその人にあったケアが実践できる。 ・苦痛の緩和への対応を自立して実践する事ができる。	・状況を把握して予測的判断を持ち、計画的なケアを実践する。 ・麻薬の管理を安全に実施できる。 ・自施設において、対応可能な範囲内について医師と相談できる。	・より複雑な状況において、状況を把握し解決する事ができる。 ・麻薬管理について、マニュアル作成と見直しができる。 ・悪性疾患の終末期ケアについて、家族等や職員に教育・研修が実践できる。
感染症	・指導を受けながら、感染症の発生時期を理解した感染対策を実践することができる。 ・指導を受けながら、感染症に罹患した入居者のケアが実施できる。	・自立して、感染症の発生時期を理解した感染対策を実践することができる。 ・感染症に罹患した入居者のケアが自立して実施できる。	・感染症の発生時期に合わせた感染対策を発信し、実践することができる。 ・感染拡大を防止するための隔離・消毒の徹底が出来る。 ・その時の状況に合わせた感染対策を検討し、適切な感染対策を実施できる。	・感染予防を広い視野を持って判断し、予測的なケアの実施をすることができる。 ・感染拡大を防止するための対策を検討し、施設内に発信することができる。 ・入居者及び職員の感染状況の調査が出来る。	・感染予防について、施設内に注意喚起できる。※国・府レベルの情報収集等 ・感染予防及び感染期のケアについて、教育が出来る。 ・マニュアルの見直しができる。 ・感染症発生時、速やかに行政へ報告を行い対応を迅速にすることができる。

☆ PDCA サイクルを念頭におきながらケアの実践ができる

「京都版高齢者介護施設看護師のクリニカルラダー評価シート」（記載例）　表4

レベル	Ⅱ	名前	高 〇 協 〇	所属	看護療養部	役職	看護師
評価時	前期	中期	後期	評価日	[illegible]		
入職日	平成31年4月1日	経験年数	2年2か月	評価者	京〇看〇		
レベルの定義	ガイドに基づき自立して看護を実践する。						
年間目標	法律を理解し、高齢者の方々を全人的にアセスメントできるコミュニケーション能力を身に付ける。多職種と連携し自分の意見を伝えられるようになる。看取り期の看護師の役割を学ぶ。						

項目に沿って記載してください。
クリニカルラダーのレベル毎の定義が記入してあります。
自身の今期1年間の目標を記載してください。

看護師の基本姿勢

No	評価項目	自己評価	評価者
1	介護保[illegible]説明でき[illegible]	3	3
2	高齢者虐待防止法について理解し、説明できる。	3	3
3	高齢者の権利擁護について理解し、説明できる。	2	3
4	高齢者施設での看護師の在り方について理[illegible]	[illegible]	3
5	看護師として接遇・マナーが理解し、実践[illegible]	3	3
	合計点	14	15
	比率（%）	70	75

自己評価はこの欄に自身が評価基準（中央下にあります）に沿って該当する点数を記入してください。
評価者は評価基準に沿って対象者に対して該当する点数を記入してください。面談の中で検討することも効果的です。
該当する点数を記入すれば、ここに自動計算で点数が表示されます。

ニーズを捉える力

No	評価項目	自己評価	評価者
1	入居者や家族等が、不安や相談などを表出できるような関係性を築[illegible]	3	3
2	自立して、必要な身体的側面から情報収集できる。	4	4
3	自立して、必要な精神的側面から情報収集できる。	3	4
4	自立して、必要な社会的側面から情報収集できる。	2	3
5	自立して、必要なスピリチュアルな側面から情報収集できる。	2	2
6	自立して、多職種からの情報収集できる。	2	3
7	現時点だけでなく、過去の生活歴に目を向けた、情報収集できる。	3	3
8	情報から入居者の全体像のアセスメントができ、必要な課題を捉えられる。	2	3
9	施設サービス計画書等をモニタリングし、再アセスメントを実施し課題を見直せる。	2	3
	合計点	23	28
	比率（%）	72	88

ケアする力

No	評価項目	自己評価	評価者
1	自立して、ガイドや看護手順等に沿ったケアを実施できる。	4	4
2	自立して、入居者の個別性に合わせた医療処置や看護ケアを実践できる。	3	3
3	自立して、生活の場での看護ケアを、施設サービス計画書等に沿って実践できる。	2	3
4	入居者の病状や状況の変化に応じて再アセスメントし、問題や課題へのケアや対応ができる。	2	3
5	入居者の病状の変化や緊急時に応じた対応について、関係者に伝えられる。	2	2
6	嚥下機能障害について理解し、自立して、ケア（口腔ケア・食事介助等）を実施できる。	2	2
7	認知症について理解し、自立して、ケアを実践できる。	2	2
8	褥瘡予防について理解し、自立して、ケアを実践できる。	3	3
9	人生の最終段階のケアについて理解し、助言を受けながら、ケアを実践できる。	3	3
10	悪性疾患終末期のケアについて理解し、助言を受けながら、ケアを実践できる。	0	0
11	施設における感染予防について理解し、自立して、実践できる。	2	2
12	施設におけるリスクマネジメントについて理解し、自立して、実践できる。	2	2
	合計点	27	29
	比率（%）	56	60

協働する力

No	評価項目	自己評価	評価者
1	変化に合わせ情報交換する場合には、連絡を取る相手や方法、タイミングを判断できる。	2	3
2	入院、入退居等必要時には、他職種や関係機関と情報の共有できる。	2	3
3	必要時、関係者と適切な方法を用いてコミュニケーションが図れる。	2	3
4	看護師間のカンファレンス等にて、日々の実践について報告でき、問題点を挙げられる。	3	3
5	問題や課題について発言し、関係者と協働しながら、ケアの方向性について検討できる。	2	3
6	担当者会議やカンファレンス等に参加し、積極的に発言し、必要な情報を関係者と共有できる。	2	3
7	自立して、入居者に関わる関係者と連携できる。	2	3
8	喀痰吸引等の実施についてのガイドライン等を理解できる。（指導看護師業務など）	1	2
9	経口摂取維持、口腔ケア等についての施設内のマニュアル等を理解できる。	2	2
	合計点	18	25
	比率（%）	50	69

意思決定を支援する力

No	評価項目	自己評価	評価者
1	入居者や周囲の人々の意向を生活史に目を向けながら、思いや考え希望を意図的に確認できる。	2	3
2	コミュニケーションの中から、入居者・家族等の思いや希望等を傾聴し、共感的に受け止められる。	3	3
3	入居者や周囲の人々の希望をくみ取り、担当者会議等で共有し、ケア[illegible]	2	3
4	人生の最終段[illegible]セスを理解し、助言を受けな[illegible]	2	3
5	施設内の看取[illegible]理解できる。	3	3
	合計点	12	15
	比率（%）	60	75

自動で転記し、下図のレダーチャートに表記します。
自己評価し、今の自分の課題を整理し、ステップアップに向け次回の目標を記入してください。

項目	自己	評価者
基本姿勢	70	75
[illegible]	[illegible]	88
[illegible]	[illegible]	[illegible]
[illegible]	[illegible]	[illegible]
[illegible]	[illegible]	[illegible]

レーダーチャートは自己評価は 赤 評価者評価は 青 で表します。

基本姿勢　ニーズ　ケア　協働　意思　自己　評価者

評価基準

4	できる
3	支援があればできる 10～30%の支援必要
2	努力を要する 50%の支援が必要
1	非常に努力を要する 全面的に支援が必要
0	実施の機会がなかった

自己評価

まだ2年目なので高齢者に関わる法令を説明できるには至らなかった。ただ、日々利用者に関わることで全体像を掴む情報収集の方法が理解できるようになった。多職種の方々との関わりにも慣れつつあるが、看護師としての連携に不安が残る。また、意思決定支援についてはアセスメント能力の不足があり難しさを感じる。

今後の課題

高齢者の特性と認知症の方への関わり方が難しい為、疾患も含めた全人的な情報収集が必要だと思う。また、多職種の業務内容を理解して必要な連携を学びたい。看取りの時には感情に流されやすいので、その人らしさを考えてケアを実施していきたいと思う。喀痰吸引等の指導看護師業務は未だ実践していないので少しずつ実践していきたい。

次回目標

認知症を学びアセスメントする能力を付ける。
他職種と有効なコミュニケーションがとれる。
看取り期のケアを学びその人らしいケアを考えることがで[illegible]
喀痰吸引等の指導看護師業務を指導を受けながら実践する。

対象者に対し、自己評価を基に、総合的に日ごろの業務、面談を通して記載してください。

評価者コメント

高齢者施設での看護師の役割を学ぶために基本姿勢を深めてこられた。病院とは違い生活を大切にする施設でのアセスメントは病気を複合的に理解した上で行う必要がある。アセスメントは広域に目を配りしようとする努力が見られた。後は知り得たことを先輩等と共有することが大切です。看取りについても意欲的に勉強されており研修の機会があれば提供します。面接では不安を出されることが多かったですが、成長しています。焦らずに一つずつ習得して下さい。前向きな明るさが貴方の武器だと思います。

所属長コメント

高齢者施設で2年がたち、意欲的な姿を見てきました。看護師として、看護師の役割は多くあります。大変だと思いますが先輩看護師だけでなく、他職種の職員とのコミュニケーションの範囲を拡大していってください。レーダーチャートを見るとケアの部分に不安を抱えているように感じますので、必要な研修があれば上司へ伝えて下さい。可能な限り貴方のプラスになることに挑戦して貰えたらと思います。積極的な姿勢にいつも感心しています。これからも頑張ってください。

価し、今後の課題を明らかにすることができる。自己評価・今後の課題・次回の目標・評価者および所属長のコメント欄を設け、個々の看護師の成長が経年的に確認できる。

導入によって期待される効果

施設が求める看護師像や自分自身がめざす看護師像を明らかにすることで、看護師の役割が明確になります。ラダーを取り入れることで自分の到達度が客観的に見え、日々の業務の中で目標を持つことができます。

高齢者介護施設で働く看護職は、病院や施設・訪問看護ステーション等の職場経験を経ているなど、さまざまなキャリアを持っている看護職が多いです。自分の強みや弱みが明らかになれば、強みを生かし、弱みを自身で補完できます。

また、管理者にとっては職員が日々目標を持って業務に臨むことによってモチベーションが上がるため、人材育成にもつながります。

導入に向けての課題と当協会の役割

特養の看護職は配置人数も少なく、現在分析を行っている「京都府内介護老人福祉施設における看護職員の状況調査」の結果から、ラダーを導入している施設はまだ少ない状況です。管理者からは「ラダーを導入することが看護師の負担になる」との意見もあります。今後、これらの結果を基に効果的な普及方法を検討し、関係団体や管理者の理解や協力を得ながら、特養の看護職の資質の向上および人材確保・定着に向けた支援体制の構築に引き続き取り組んでいきたいと考えます。

今回の京都版ラダー作成にあたり、滋賀県看護協会の「滋賀県版クリニカルラダー」を活用しました。また、作成に携わっていただいた検討部会の皆さま、京都版ラダー（案）試行にご協力いただいた皆さまにお礼申し上げます。

●参考文献

1）公益社団法人京都府看護協会：京都版高齢者介護施設看護師のクリニカルラダー，https://www.kyokango.or.jp/library.html?id=4［2021.3.22確認］
2）公益社団法人日本看護協会：看護師のクリニカルラダー（日本看護協会版），https://www.nurse.or.jp/nursing/education/jissen/index.html［2021.3.3確認］
3）公益社団法人滋賀県看護協会：滋賀県訪問看護師ステップアップシート，http://shiga-kango.jp/publics/index/537/［2021. 3.3確認］
4）公益社団法人日本看護協会編：介護施設の看護実践ガイド第2版，医学書院，2018.

●公益社団法人京都府看護協会
京都府京都市左京区高野泉町 40-5
TEL 075-723-7195
https://www.kyokango.or.jp/

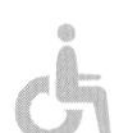

〈報告 5〉ウィル訪問看護ステーション
ステーションの行動指針を基本として立案・作成

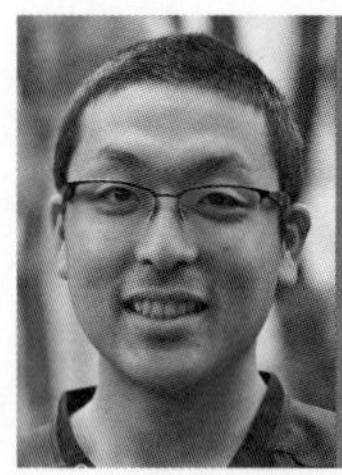

WyL 株式会社 代表取締役
ウィル訪問看護ステーション江戸川
所長 / 在宅看護専門看護師
岩本 大希
（いわもと たいき）

2010 年慶應義塾大学看護医療学部卒業後、北里大学病院救命救急センター ICU 勤務。2012 年ケアプロ株式会社で訪問看護事業を立ち上げ、訪問看護ステーション運営を行う。2016 年 WyL 株式会社を設立。2019 年聖路加国際大学博士課程前期在宅看護学専攻上級実践コース修了、在宅看護専門看護師資格取得。2020 年聖路加国際大学在宅看護学臨床教授。東京都・岩手県・埼玉県・福岡県・沖縄県でウィル訪問看護ステーションを運営する。

ベナーの発達段階と「ウィル訪問看護ステーション」の行動指針を基本として立案・作成したクリニカルラダーについて、その基本的な考え方や大切にしている運用のあり方などについて紹介いただきます。

ステーションの行動指針と連動したクリニカルラダー

全国のウィル訪問看護ステーションおよびウィルグループに参加している訪問看護ステーションが共通して利用しているラダーがあります（**表 1**）[1)]。このラダーは一般的なものと同様に5段階に分かれており、基本的な考え方はパトリシア・ベナーの「Novis（初心者）」「Advanced Beginner（新人）」「Competent Proficient（一人前）」「Proficient（中堅）」「Expert（達人）」を参考にしています。横軸はベナーの発達段階、縦軸は当ステーションの行動指針を基本として、それらの相関関係がとらえやすくなるようマトリクス図にて整理し、立案しています。

当ステーションでは、「理念（Mission）」「行う事業（Action）」「行動指針（Value）」の3つを大切にしており（**図**）、クリニカルラダーはこの「行動指針（Value）」と連動した、一貫性のある設計・定義をしています。このクリニカルラダーの対象となるのは、臨床業務に携わる看護師・准看護師・理学療法士・作業療法士・言語聴覚士たちです。

このラダーの開発および運用で大切にしていることは、「看護師経験年数＝訪問看護の熟達度や質」ではない点です。もちろん、豊富な経験はケアの応用や適応性に優位な側面はあると思いますが、「新たな領域」「新たな職場」においては誰しもが「学び直しが重要」と考えています。これは、ベナーも言っていることです。最近では「アンラーニング」[＊1]という言葉でもよく語られると思いますが、経験が豊富な人ほどこの観点で苦しむこともあるでしょう。クリニカルラダーでも、その点を初めに伝えるポイントとしており、意識してもらうきっかけにもなっています。

＊1　一度学んで得た知識や価値観を意識的に捨て去り、再び学び直すこと

ウィル訪問看護ステーションおよびウィルグループのクリニカルラダーレベル　表1

ラダーレベル	Ⅰ	Ⅱ	Ⅲ	Ⅳ	Ⅴ
目安の期間	（3～6カ月、新卒は12～18カ月）	6カ月～2年	2～5年	5～7年	～10年～
全体の人物像	その状況に適切な対応をするための実務経験がないレベル。既卒であっても経験したことのない科の患者を扱うときはケアの目標や手段に慣れていなければ、その実践はこのレベルである	かろうじて及第点の業務をこなすことのできるレベル。つまり繰り返し生じる重要な状況に自ら気づくあるいは指導者に指摘されて気づくことができる。その場の状況の局面を理解し、判断できるくらいであり、これまで経験した似たような看護実践が生かされる	似たような状況で2～3年働いたことのある看護師の典型といわれる。「言われて行う」のではなく、意識的に立てた長期目標や計画を踏まえて自分の看護実践が行えるようになる。Ⅳレベルの看護師のようなスピードと柔軟性には欠けるが、自分はある技能レベルに達している自信と臨床での不足の事態に対応し管理する能力を持っている	状況を局面の視点ではなく全体としてとらえ、格率（世間で広く認められている論理の規則や基準）を基に実践を行う。この看護師は、経験に基づいた全体像を把握する力があるため、通常予測されない経過となったときも、考慮する選択肢を絞り問題の核心部分に焦点を当てその局面が重要なものなのか、あまり重要でないものなのかを判断することができる	規則やガイドライン、格率に頼らず自分の状況を把握し適切な行動に結びつけることができる。膨大な経験を積んでいるので的はずれな診断や対策を検討するという無駄をせず1つひとつの状況を直感的に把握し正確な問題領域に的を絞ることができる。一方、状況を広く深い視野で理解し行動することから看護実践の説明を理解するのは難しく、すべての看護師がⅤになれるわけではない。しかしこのレベルの卓越した看護実践の説明はⅢレベルの看護師に新たな臨床の可能性を与え、Ⅳに進むための手助けができる。そのためⅤレベルでは自分の看護介入が効果をもたらした臨床状況（経験値）を言語化することが重要である

〈出典〉Benner P.E.：ベナー看護論―達人ナースの卓越性とパワー，井部俊子・井村真澄・上泉和子訳，医学書院，1992. を参考に筆者作表

ウィル訪問看護ステーションの「理念（Mission）」「行う事業（Action）」「行動指針（Value）」　図

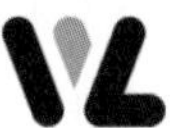

MISSION

全ての人に家に帰る選択肢を

ACTION

24H365Dの在宅看護サービス
いつでもだれでもどんなときも

包括的な視点とアウトカム指標
地域包括ケアシステムの一部として

看護システムの“のれんわけ”
知恵と知見はシェア・拡散する仕組み

VALUE

誰よりプロ意識。ケアの成果を追う専門家集団となろう

圧倒的な場数が味方。背伸びし成長しそれを還元しよう

よく遊び、よく休む。正々堂々、健康に働こう

1つ目のValueとの連動（訪問看護師としての実務）					表2
ラダーレベル	Ⅰ	Ⅱ	Ⅲ	Ⅳ	Ⅴ
定量面	自分の得意な疾患や、先輩のフォローを得て90件訪問可能	自分の得意な疾患を中心に、先輩のフォローを得て、契約や夜間待機などを担いながら90件訪問可能	診療科を問わず、90件訪問可能。新規受け入れ、会議など看護一連業務が自立	スケジュール調整、会議の進行や、調整困難事例など対応しながら90件の訪問が自立	サポーター、コーチ、相談支援チームなど事業所を超えた業務と併行し訪問60～90件
定性面	該当学習項目終了	夜間待機 契約 担当者会議、退院調整 各書類作成	新人サポート経験 学生指導担当	スケジュール調整 会議進行 プリセプター以下の意味付け教育 調整困難事例の調整 多職種連携での主体的役割	レセプト 全体への教育 経営知識 人事考課 地域への働きかけなど

（訪問件数は1カ月当たりの目安）

クリニカルラダーの特徴―縦軸となるValueについて

●Value1：訪問看護師としての実務的側面

ラダーの縦軸となるValueの1つ目は、「誰よりプロ意識。ケアの成果を追う専門家集団となろう」です。この大項目に、①定量（数字で表せる要素）と②定性（数字で表せない要素）の2側面からなる小項目を定義しています（**表2**）。ここでは、主に「訪問看護師としての実務的な側面」を中心に、成長のマイルストーン（中間目標）となる目安を例示しています。当ステーションには、届出など事務手続き上の管理者はいますが、「管理者」の存在はありません。看護師は誰かに管理されるような存在ではなく自律的に活動する専門家の集団であり、管理にほとんどの時間を使いベッドサイドケアに従事せず人へ指示・命令するだけの役割は、看護師集団においては利用者利益にならないと考えているからです。そのため、ラダーⅤであってもすべてのスタッフが「実践家」であることをここでも定義していることが特徴の1つだと思います。

定性面では、実務的に習得をしていくある程度の目安に加え、訪問看護ステーションは組織で活動するため、チームや組織内での振る舞いについての目安もここに記載しています。

●Value2：地域での看護実践

Valueの2つ目である「圧倒的な場数が味方。背伸びし成長しそれを還元しよう」は、「地域での看護実践」を中心とした小項目となっています（**表3**）。1つ目のValueの「訪問看護師としての実務」と、ここでいう「地域での看護実践」は意味が違います。前者は日々の業務や役割を含めたことが中心であり、後者は在宅領域における「看護展開や看護過程」で重要な点について定めています。

1段目の「訪問看護業務」は、1つ目のValueの定性面とも重複していますが、より具体的に振り返りや目標設定ができるような表現としています。訪問看護では利用者宅へ行きルーティンのケアをして安全に帰る、ということはもちろん、利用者の生活と困難との折り合いをつけたり、セルフケア能力が向上するよう支援したり、新しい希望や能力や資源を獲得したりすることも重要です。その意味で、2段目の「QOL向上、意思決定支援」はQOLや意思決定支援に対する視点の獲得、実際のプランへの反映、実践などを段階ごとに振り返ることを大切にしています。

3段目に「エビデンス・モデル・ガイドライ

２つ目のValueとの連動（地域での看護実践） **表3**

ラダーレベル	Ⅰ	Ⅱ	Ⅲ	Ⅳ	Ⅴ
訪問看護業務	1件の訪問ができ、他職種へ報連相が可能	多職種への調整が可能、夜間待機ができる	新規依頼から終了まで受け持てる。夜間待機は自立し、退院カンファレンスやコーディネーションなど予後予測の下、可能	契約が自立して行え、緊急訪問や不足の対応などに対してチームを動かすことができる	全体のスケジュールや経営目標に対して新規依頼の判断、苦情・相談処理、困難ケースのコンサルテーション / 実践が行える
QOL向上、意思決定支援	利用者のQOLを考えることができる	意思決定モデルがわかる。QOLを上げるためにプランを考えられる	意思決定支援の実践ができ、利用者QOLへ寄与できる	意思決定支援のサポートができる 利用者の望む生活の実現がエビデンスに基づきサポートや振り返りができる	概念や中範囲理論を使用して利用者へ寄与 チームへの投げかけや意味づけを行える
エビデンス・モデル・ガイドライン	エビデンスの確認の仕方がわかる	よく使うモデルなどへアクセスできる	ガイドライン、モデルに立ち返ることができる 文献検索ができる	ガイドライン、モデルを基に実践を展開し、チームにもその視点を投げかけることができる	チームに必要なガイドラインやモデルの選定が行え、アクセスができるように支援できる
コーディネーション	コーディネーションが必要であることがわかる	介護保険のケアコーディネーションができる	介護保険以外の資源のケアコーディネーションができる	地域資源や外部の資源を巻き込める	地域包括ケアシステムの課題の下、エリアの関係者を巻き込み地域課題解決に動くことができる
倫理調整／権利擁護	倫理的な対立やジレンマがあることがわかる	利用者の権利擁護を意識して介入が行える	利用者の権利擁護を意識して介入が行える	権利擁護のため各機関へつなぐことができる 倫理的ジレンマをチームで検討することができる	権利擁護や倫理的ジレンマに対して教育的かかわりをチームに対して行える
地域・コミュニティ	地域の勉強会や交流会に参加できる	多職種の地域の勉強会や交流会に参加できる	多職種の地域の勉強会や交流会に参加できる	多職種の地域の勉強会や交流会へ協力できる 地域住民に対しての価値提供へ協力ができる	多職種の地域の勉強会や交流会を創出できる 地域住民に対しての価値提供が行える
研究	研究に協力ができる	研究に協力ができる	研究に協力ができる	研究に主体的に協力ができる	研究計画立案、実施など必要に応じて行うことができる

ン」とあるのは、臨床における疑問や不明点はきちんとした文献や原理原則に立ち戻ることを重視しているためです。具体的には、治療におけるガイドラインを押さえておくことや、とらえることの難しい現象を把握するため中範囲理論[＊2]や看護モデルの枠組み[＊3]を活用すること、文献検索をしてエビデンスを探す能力を含みます。ここで強調したいことは、医学的なガイドラインに限らないことです。医学的適応とは別に、利用者や家族における困難な現象、倫理的な対立やジレンマに立ち会うことは少なくありません。その場面において、看護学にはさまざまな一般化・妥当性のある理論やモデルがあり、それに基づいてアセスメントや介入をすることが、「長年の勘や経験」といった不確かなものだけに頼らず利用者利益になるケアを継続していくことにつながると考えています。

4段目の「コーディネーション」は、“ケアマネジメント”や“調整”といった言葉に言い

＊2 看護理論と看護実践の間のギャップを、経験や調査結果で補う方法論。適切な看護診断が可能になるとされる
＊3 アセスメント・計画立案・実施・評価のプロセスを用いて看護を実践する考え方

換えてもよいと思います。訪問看護実践では、直接的なケアや観察に限らず、“ケアマネジメント”が看護介入の1つの手法として存在し、これがうまく介入できていないケースでは看護の成果が出ないことが多いのではと思います。ここでいうケアマネジメントは介護保険におけるケアマネジャーによるものではなく、「看護介入としてのケアマネジメント」ととらえています。介護保険という狭い範囲ではなく、ケアマネジャーとの協働を含めた、利用者の近隣や友人・地域住民などインフォーマルな資源も含めたマネジメントという広義の意味を持たせています。

5段目の「倫理調整／権利擁護」は、看護師の基本的態度がアドボカシーであることを忘れないために重要な要素としています。倫理的なジレンマや課題を感じたときに、「ずっとそうやってきたからしょうがないよね」「ほかに方法ないし仕方がない」といったあきらめから慣れてしまうのではなく、「これは倫理的ジレンマだ」と課題としてとらえることが何より重要だと考えています。その上で、実践能力が上がるほどにそれに対する介入やチームの巻き込み、状況を変化させ得る行動がとれるようになることを望んでいます。

6段目の「地域・コミュニティ」は、日常的に地域の暮らしの中に身を投じている看護師として、願わくば地域住民やコミュニティへの影響力も持てるようになることをめざしてほしいという意味で定義しています。

3つ目のValueとの連動（働き方について） 表4

利用者利益	・利用者とは「すべての人」。自分の受け持ちや1件の訪問を大切にしながら、事業所全体の利用者や、未来の利用者の利益も考えよう ・受け持ちの看護展開はあなたに権限がある。KBS（知識・行動・状態）変化や訪問看護の終了など看護の成果に責任を持とう ・利用者の人権を守ろう。権利擁護は看護の重要な仕事の1つだから
チームの利益	・より多くの人に看護を届けるため、件数や直接ケア時間の比率も追っていこう ・利用者利益を最大化すればチーム利益も最大化する。チームの発達段階やメンバー構成によって求められる役割は変わる。利益最大化をめざして自分が果たすべき役割を考えよう ・チームが得た利益（金銭のみならず知識や経験など）はメンバー全員で分配しよう ・メンバー同士の人権も大事に。ハラスメントや危険から自分たちも守ろう
学習／教育	・学習コンテンツは随時更新されていくため、自分の目標やチームに求められることを踏まえ自身で学習を進めよう。学習には興味や関心も大切にして取り入れよう ・チーム全員に新人を支援する責任がある。社内外の資源も活用し学習機会や動機づけを支えよう
自律と能動性	・誰かに任せっぱなしや、責任の押し付け、受け身の態度で声がかかるのを待たない。誰かに言われるまでもなく自分自身を管理しよう ・時間や納期、役割は責任を持ってやり遂げ、進捗は共有しよう。依頼しても投げっ放しにせず投げた側も進捗を把握しよう ・自律とは独りでやり遂げることではない。わからないとき・悩んでいるとき・遅れそうなときこそ、積極的に自分からチームやコーチに助言・意見を求めよう
対話・議論	・会議やカンファレンスで発言する。異なる意見は健全な議論や対話の広がりに重要。自分が異なる意見を言われても不機嫌にならないようにしよう ・健全な議論や対話のためのファシリテーションができるようになろう ・①自分の気持ち、悩みやジレンマをきちんと開示すること、②報連相以外の看護に関する雑談をすすめること、③閉鎖的な会話や個別メッセージや根回しをせずオープンな会話を行うこと。①～③が苦手な人は社内SNSを用い、所感や雑談を積極的に投稿し訓練しよう ・他者へ抑圧的・指示的・否定的になるのはやめよう。支持的・共感的・批判的態度で臨み、話を途中で切らず最後まで聴こう ・もし怒りや不安な陰性感情が起こったときは、傷つけようと誰かにぶつけず、周囲の支援を得るようにしよう
休息	・適切な残業であるか、仕事を任せずに抱え込んでいないか、積極的に休みを取得しよう ・自己満足な自己犠牲はチームや利用者利益の足を引っ張る行為なのでやめよう ・看護を広く長く提供していくためには、必要な休息をとり、周りも休めるように支援することが責任である

7段目の「研究」では、「看護学」は学問を基礎とし実践を行う実学だからこそ、研究者に協力し、機会があれば自身の新たな研究活動への機会を持つことを推奨しています。

●Value3：働き方の指針

Valueの3つ目である「よく遊び、よく休む。正々堂々、健康に働こう」は、「働き方について」の指針となっています。6つの軸からなり、この大項目はほかの2つのValueと大きく違い、レベル毎の違いはありません（**表4**）。これら6つの軸は当ステーションのチーム運営に重要なコンピテンシー（行動特性）として存在し、いずれのスタッフにも「仕事の上での振る舞い」として求めている点です。

クリニカルラダーの活用法

ラダーの活用において、当ステーションのラダーの表があれば何かが変わる、というものではありません。最も重要なのは"運用"であると考えています。当ステーションの場合、ラダーに紐づいた各個人の目標管理シートがあり、定期的なコーチとの振り返り面談を用いながら利用者利益に寄与できたか、チームの利益に寄与できたかを考える仕組みです。それらは常時公開されており、お互いの状況やそれぞれの強みや課題が共有できるようになっています。また、ラダーは組織の理念や事業と結びついており、それらが個別の目標管理およびチーム運営上の価値基準とも合致するよう、仕組みと行動と事業はすべて一貫しているシンプルさが重要だと考えています。

さらに、もう1つの活用の特徴として、このクリニカルラダーは「評価」には使えません。これは誰かに主観的で一方的な評価をされる道具ではなく、自らの現在地と活動の振り返りをするための媒体となる道具として存在しています。また、このクリニカルラダーおよびそれに伴う運用方法は、年を追うごとにアップデートします。訪問看護の普遍的で重要なコンセプトと、当ステーションとしての重要コンセプトのマトリクスの中で社会や組織の変化に伴い表現を見直し、運用方法も見直していくことが何より重要と考えています。

クリニカルラダー導入による効果

導入の効果として特に意味があるのは、表3で示した訪問看護実践において大事にしてほしいコンピテンシーの振り返りです。訪問看護の経験が増すにつれ、利用者や家族をとおしてさまざまな気づきや学びを得ていきます。それらを振り返り、「看護師・セラピスト」として自分がどうだったか、今後どんな展開をしていくべきか、と気づくことにもつながります。どれだけ稼いだか、頑張って仕事をしたか、というよりも、プロの看護師・セラピストとして利用者やチームによい影響を与えられたか。それを何より重視していることを、組織内で再確認するための道具としています。

●参考文献

1）Benner P.E.：ベナー看護論―達人ナースの卓越性とパワー，井部俊子・井村真澄・上泉和子訳，医学書院，1992.
2）M-Tomey A.：看護理論家とその業績，都留伸子監訳，池田明子ほか共訳，医学書院，1991.

● WyL 株式会社
東京都江戸川区中央 4-11-8
TEL 03-5678-6522
https://www.wyl.co.jp/

〈報告 6〉西宮市訪問看護センター
看看連携と切れ目のない看護提供の実現に向けて

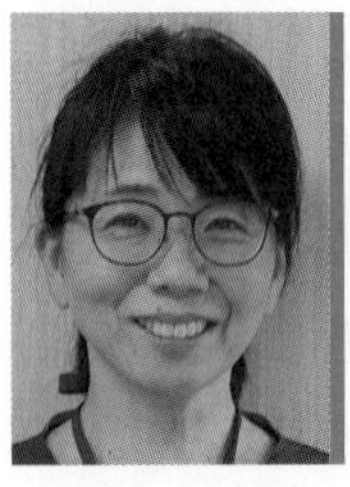

社会福祉法人西宮市社会福祉事業団
訪問看護課 課長
西宮市訪問看護センター
管理者 / 認定看護管理者
山﨑 和代
（やまさき かずよ）

大学附属病院、保健所を経て、1995 年西宮市社会福祉事業団西宮市訪問看護センター入職。2001 年管理者、2008 年統括兼管理者、2017 年認知症初期集中支援事業の管理業務を行った後、2020 年より現職。2018 年認定看護管理者資格を取得。経営学修士。

「看護師のクリニカルラダー（日本看護協会版）」を導入し、ラダー事例検討会とキャリアサポート面談に活用している「西宮市訪問看護センター」。その取り組みと効果、課題などについて、スタッフからの感想やラダー記入例などを交えながら紹介いただきます。

JNA ラダーという「共通の物差し」

筆者が「看護師のクリニカルラダー（日本看護協会版）」（以下：JNA ラダー）を知ったのは、兵庫県看護協会看護師職能Ⅱ委員会主催「看護師職能ⅠⅡ委員会・支部合同交流会」で JNA ラダーを使った事例検討会のファシリテーターを経験したことがきっかけでした。「参加者皆が楽しく熱心に議論していてとてもいい！」と感じ、JNA ラダーについて自己学習しました。すると、JNA ラダーという「共通の物差し」を使うことで提供しているサービスを客観視でき、自らがさらに学ぶ必要がある内容を明確にできることがわかりました。そこで、「西宮市社会福祉事業団」でも JNA ラダーを使った事例検討会を試みたところ、看護実践を語ることで人に承認され元気が出る、自分の看護実践能力を上げようとするモチベーションになるといった経験をしました。

地域包括ケアシステムの構築においては、切れ目のない看護提供による地域完結型医療の実現が重要視され、病院と地域の連携に対する診療報酬上の評価が高まっています。病院と訪問看護師が連携するときに「共通の物差し」で看護実践能力を可視化できると、病院と訪問看護ステーションとの相互出向制度や定例的な事例検討会ができるようになります。その結果、病院と地域における看護に垣根がなくなり看看連携がすすみ、切れ目のない看護実践が可能になるとワクワクします。

「西宮市訪問看護センター」は、JNA ラダーを取り入れ訪問看護師の育成を行っています。現段階では、「成功」と言えるまでには至っていませんが、何に悩みどう取り組んだか、どのような課題があるのかなどを伝えることで、皆さんの「ラダーとのお付き合い事始め」として役

西宮市訪問看護センターの理念と方針　表1

理念
どんな状態の方も住み慣れた場所で最期まで過ごせる地域づくりをします

方針
1. 利用者の思いや願いをよく知る努力をします
2. 医師のパートナーとなれる観察力、判断力、看護力を持ち、サービスを提供します
3. 条件、状態の改善が見えるサービス提供により、利用者満足を高めます
4. 多職種と積極的に連携し、在宅サービスチームの力を引き出しチーム力を発揮します
5. 目標を持ち、自分自身が成長する努力をします

に立てたらうれしく思います。

西宮市訪問看護センターの紹介

当センターは、1991年4月に西宮市の委託により国のモデル事業で訪問看護を開始、翌年4月に全国で最初に訪問看護ステーションの指定を受けた事業所の1つです。以来、**表1**に示した理念・方針の下、訪問看護事業を運営しています。1995年1月には、阪神・淡路大震災で被災しましたが、ステーションとして災害時訪問看護を展開しました。現在は、3つのサテライトを持つ機能強化型訪問看護管理療養費1を算定し、スタッフ73人で約400人の医師と連携しながら、0〜107歳の約650人の利用者に月3500回程度の訪問看護を実施しています。

JNAラダー導入の取り組み

●ラダー事例検討会の実際

＜実施の手順＞

当センターでは、自事業所独自のラダーを作成せずJNAラダーをそのまま活用しています。スタッフのラダーへの理解を目的に、年1〜3回、次のような手順で「ラダー事例検討会」を実施しています。

①ラダーレベル毎の目標、行動目標を読む
②利用者とかかわった場面を思い浮かべ、シート（**表2**084ページ）に記入する
③自分が行った看護実践がどのレベルに該当するか考える
④ディスカッションする

ラダー事例検討会の留意点は**表3**085ページ、ラダー事例検討会に参加したスタッフの感想は**表4**085ページを参照してください。

＜スタッフの反応＞

実は初回のラダー事例検討会は、JNAラダーの事前学習なしで行いました。その結果、JNAラダーで定義されている「看護実践能力」の理解があいまいとなり、自己評価が高めに出てしまいました。

それを改善するために、全体研修でスタッフにラダー導入の意義や方針を説明しJNAラダーの理解を促しましたが、JNAラダーを難しいと感じたり、ラダーの判定をすることが、まるでラベル付けをされているようで抵抗があると言うスタッフも少なからずおり、この研修は評判がよくありませんでした。そのため、再度ラダーに取り組む意義に立ち戻って話をする、ということを繰り返しました。

とはいえ、ラダー事例検討会を実施すると、スタッフからさまざまな経験が語られ大変盛り上がります。自己評価したラダーレベルをディスカッションし、「学習内容編」[＊1]に示されている「行動目標」「学習目標」「実践（OJT）」の項目と照らし合わせて修正するのもスムーズです。ところが、「知識の例」の項目で多くの課題を目の当たりにすると気持ちが萎えてしてしまうようでした。

そんなとき、新卒2年目のスタッフと面談をしました。彼女が、「同期がいないので、何が

＊1「看護師のクリニカルラダー（日本看護協会版）」活用のための手引き　3. 学習内容編, https://www.nurse.or.jp/home/publication/pdf/fukyukeihatsu/guidance03_0109.pdf［2021.3.23. 確認］

ラダー事例検討会で用いるシート（新卒訪問看護師の記入例）　表2

所属センター： 西宮市訪問看護センター　　**お名前：** ○○○○　　**グループNO：** ○ G

JNA ラダー　「看護の核となる実践能力」の項目別・ラダーレベル毎のキーワード

項目／レベル	Ⅰ	Ⅱ	Ⅲ	Ⅳ	Ⅴ
レベル毎の定義	基本的・看護手順・助言	標準・看護計画・自立	個別的	予測的判断	複雑な状況・最適な手段・QOL
ニーズをとらえる力	・助言 ・必要な情報収集（身体的・精神的・社会的・スピリチュアル） ・状況・緊急度	・自立 ・必要な情報収集（身体的・精神的・社会的・スピリチュアル） ・全体像としての課題	・個別性 ・必要な情報収集（身体的・精神的・社会的・スピリチュアル） ・優先度	・予測的な状況判断 ・必要な情報収集（身体的・精神的・社会的・スピリチュアル） ・意図的・情報の統合	・複雑な状況（関連・意味） ・多様な状況やニーズをとらえた情報収集 ・価値観・判断
ケアする力	・指導・看護手順に沿った看護 ・基本的援助 ・手順・ガイドライン・基本的看護技術	・標準的看護計画 ・ケア実践時の必要な情報 ・状況に応じた援助	・個別性・適切なケア ・顕在的・潜在的ニーズを察知したケア ・個別性・看護実践への反映	・幅広い選択肢・適切な看護実践 ・予測的・予防的看護実践	・最新の知見・ケアの実践・評価・追及 ・創造的な看護実践 ・複雑な問題のアセスメント・最適な看護の選択
協働する力	・助言・情報を関係者と共有 ・チームの一員としての役割理解 ・必要な情報を関係者から収集 ・関係者の多様な価値観の理解 ・連絡・報告・相談	・関係者の違いを理解し積極的情報交換 ・関係者との密なコミュニケーション	・関係者・多職種との連携 ・意見交換 ・積極的・多職種・協力を求める	・多職種の力の調整・連携 ・結果予測・主体的多職種連携 ・連携機能の調整 ・活力の維持・向上	・自律的な判断と積極的働きかけ ・調整的役割 ・中心的役割 ・活力を引き出す
意思決定を支える力	・思い・考え・希望を知る	・思い・考え・希望を意図的に確認 ・ケアに関連つける	・意思決定に必要な情報提供 ・意向の違いの理解 ・多職種に代弁	・ゆらぎの共有と選択の尊重 ・意思決定プロセスへの参加とケアの実践	・複雑な意思決定プロセスでの調整的役割 ・適切な資源の積極的活用 ・法的・文化的配慮・擁護・意思決定プロセスの支援

事　例

患者の状況：年齢・性別・疾患名・介護度・身体や生活の状況

94歳 男性 慢性心不全 要介護1 独居・認知症あり
朝・昼は自炊か外食、夕は宅配弁当。食生活は不明点多い
日常生活はADL自立だが週3NS 週2ヘルプで薬の管理中

患者の背景：家族・理解度・療養についての本人・家族の希望

妻を20年前に亡くし、娘は神戸にいる。受診や週末の見守りは娘が行う。
心臓が悪いことは理解しているが、薬は忘れてしまう。保清について入浴日は
まちまち 服はいつも同じで落せつ多い。本人のプライド高く他者に介護されることを嫌う

事例・介入の実際（あなたが何を考え、何を言って、何をしたか？その結果は？）

保清について清拭やシャワー浴介助を提案しても「自分でやります」と拒否。
本人の自尊心を傷つけずに清潔を保つにはどうすればよいか考えた。
まずは保清ではなく、あまり露出しなくてもよい肩を温める目的でホットパックを実施。
ついでに上半身をふくようにした。娘さんより、胸の手術痕を気にしていると情報があったため
全部脱がさずにふいた。また、クリームを塗るためと言って（Drの指示なのでといって）足浴を
したり、受診時清潔にしないといけないのでといって受診前にシャワーを促した。
今は抵抗なく足浴できており、受診日前にシャワーに入った様子が見られるようになった。

ラダーレベルを判断した理由

Ⅱ：　本人がケアを受け入れられない理由を考えケアの再構築を行った
　　看護計画を更新しチームで統一したケアを実施した

メンバーの意見・コメント・ディスカッション内容

個別性を考えたケアができていると思う

→Ⅲにあたるのでは？

→本人認知症あり ケアの途中で探し物をしたりするなど
想定通りにはいかず時間が過ぎてしまうことがあるため、
効率を考えたケアの面で課題を感じⅡにした

課題

保清を時間内にする

看護→ヘルプへの移行

ラダーレベルを1ランク上げるための方策

1Wの中でケア内容を整理し曜日ごとにやることを決める

本人のペースに合わせ、その日に保清できなくても焦らない

ラダー事例検討会の留意点　表3

シート（表2）の記載内容
- 事前に自己の事例を挙げて、シートに記入しておく
- 患者の状況：本人の状況がおおまかに浮かぶように記載する
- 患者の背景：生活状況や家族の状況を記載する
- 事例・介入の実際：事例ではなく場面を記載する

ディスカッション
- 話す順番を決める
- 話し手の意見を否定しない
- 本人が話した内容を認め意見を出す
- ラダーレベル（Ⅰ～Ⅴ）を先に述べる。そして患者の状況や背景は1分程度、事例・介入の実際を4分程度＋ディスカッションで1人15分
- ディスカッション後、自分の課題を考える・確認する（「学習内容編」[*1]を参照）

どこまでできればよいのか指標がなくて不安だったが、ラダーを見ればこういうことができるようになればいいとか、こういうことを勉強すればいいんだなということが明確になり、気持ちがすっきりした」「ラダーレベルⅢやⅣはどんなことをするのかなと興味を持って見るようになった」と言ったのをよく覚えています。そして、ラダー事例検討会でも同じような発言をしていました。それを聞いたベテランスタッフがしきりに感心する様子も見受けられました。こうしたことを繰り返すうちに、ラダーに対するネガティブな感情や感想も減りました。2020年はコロナ禍で集合研修ができなかったのですが、スタッフは目標設定シート（**表5**086ページ）にあるラダーレベルの自己評価をしっかりと記入して、キャリアサポート面談に臨んでくれました。少しずつですが、ラダーが馴染みのあるものになってきたのかもしれません。

●キャリアサポート面談の実際

キャリアサポート面談（以下：面談）は、入職年数に基づき計画的に行い、管理職からの定期的なフィードバックの機会としています。面談前に、各自が目標設定シートの4つの自己評価（Aクリニカルラダー・B社会人基礎力・C臨床実践能力・D技術チェック）を記入することで、その時点の自身のキャリアが可視化でき、また面談を計画的に行うことで、自らの成長を経年的に確認できるので、キャリア開発に役立てられるようになっています。

目標設定シートの自己評価記入欄は、今回（面談前）と前回面談時の内容を記入するようになっています。技術チェックの自己評価については、技術チェック表に基づく評価の際に感じたことや気がかり（不安な技術・未経験の技術・深めたい技術など）を「ポイントメモ」として書き残すことで変化を可視化しています。

「自分が考えている困ったこと・課題」には、困り事、モヤモヤしていること、解決したいこと、課題と感じることなどどのようなことも書

ラダー事例検討会に参加したスタッフの感想　表4

- ラダー事例検討会では看護実践の場面を拾い、評価することがわかった
- ラダー事例検討会を振り返ると、利用者やその家族の状況をアセスメントした上で必要なニーズをとらえられたら、もっと深くフィジカルアセスメントできたなと感じる部分が多かった
- 疾患ごとに評価ポイントが違うので、まずはそこにフォーカスし、問題点やそれに対する目標を明確にする必要があると感じた
- グループワークの際、発表者以外のメンバーからの質問に答えることで、発表者の考え方や目標が定まる一助になっていた
- クリニカルラダーの記載は、毎回頭を悩ませながら事前準備している
- ラダーを活用し、自分の看護実践を振り返ると課題が明らかになるだけでなく、グループワークで先輩からの助言や自分の成長をフィードバックしてもらえ、励みになった
- 日常、訪問を行っているが、時には立ち止まり、自分のリハビリ内容が利用者のニーズや状況の変化に対応できているか客観的にみなければならないと感じた
- ラダー事例検討会がケースカンファレンスになってしまい、検討することの焦点がぼやけてしまうため、もっと課題を意識して取り組みたい
- 訪問のチーム内でラダー事例検討会を活用するとスムーズに話し合えるのではないか
- 正しい知識を持って利用者のニーズをとらえることが重要。基本的な学びを深めたい

＊1　083ページ参照

西宮市訪問看護センター　目標設定シート	表5

目標設定シート

年　　月　　日　氏名（　　　　　　　）

次回キャリア開発サポート面談までの目標（なるだけ具体的に数値化や具体例を挙げよう）

	今回	前回
A クリニカルラダー		
ニーズ	Ⅰ・Ⅱ・Ⅲ・Ⅳ	Ⅰ・Ⅱ・Ⅲ・Ⅳ
ケア	Ⅰ・Ⅱ・Ⅲ・Ⅳ	Ⅰ・Ⅱ・Ⅲ・Ⅳ
協働	Ⅰ・Ⅱ・Ⅲ・Ⅳ	Ⅰ・Ⅱ・Ⅲ・Ⅳ
意思決定	Ⅰ・Ⅱ・Ⅲ・Ⅳ	Ⅰ・Ⅱ・Ⅲ・Ⅳ
B 社会人基礎力	合計点　　　点	合計点　　　点
C 臨床実践能力	合計点　　　点	合計点　　　点
D 技術チェック表 ポイントメモ		

自分が考えている困ったこと・課題

キャリア開発サポート面談でのアドバイス内容

これからに向け実践していくこと

き残し、キャリアアップの足跡を可視化するようにしています。

目標設定シートはスタッフ自身が保管するだけではなく、事業所の人材育成のシステムデータに残し、面談で得られた解決に向けた手立てや助言を経て、取り組んでいきたいこと、やりたいことのイメージを膨らませたり、自らの成長の足跡が見えることにつなげています。そのため、日々の実践でのヒントになるよう、些細なことでも書き残すことを提案しています。

なお、面談は各拠点事業所の所長が行います。スタッフが困り事を解決する手立てや、日ごろの実践に生かせることを見つけられるようなかかわりをしています。

ラダーを看看連携に生かし 看護実践を可視化

近年、在宅ケアの対象者は急増し、しかも重度化・複雑化しています。訪問看護の利用者も、がん末期であったり、人工呼吸器やチューブ類を使用して生活するなど医療ニーズの高い利用者が増えています。また、重度の障がいのある小児や精神障がいのある居宅生活者、認知症の人など対象者が多様化してきていることも最近の特徴です。当センターでも、西宮市教育委員会と契約し、小学校に通う医療的ケアの必要な児童の支援を行っています。また、特にコロナ禍の中で、人生の最終段階を在宅で過ごすことを希望する利用者が増えており、当センターでも月に3～15人の在宅看取りを支援しています。高齢単身世帯や高齢夫婦世帯、老老介護・認認介護の増加など家族介護基盤の弱体化も加わり、複合的な問題を有する利用者も少なくない状況です。

このように、訪問看護師には重症者や医療依存度の高い人へのケア、看取り、24時間対応のケアが求められます。そのためにはいっそうの知識向上が欠かせませんし、病院看護師との連携においても必要な看護実践を可視化し、確認し合うことがますます必要になります。

JNAラダーは、あらゆる実践の場のすべての看護師に共通するものとして、看護の核となる実践能力に基づいて構成されています。これを看看連携にどう生かせば切れ目のない看護提供を実現できるのか。まずは、当センターで行っているラダー事例検討会を病院の看護師と一緒に実施し、情報交換・共有できればと考えていますが、取り組みはこれからです。

当センターで取り組むべき課題

地域包括ケアシステム構築に向け、当センターで取り組むべき課題は以下のとおりです。

- 引き続きラダー事例検討会に取り組み、スタッフ1人ひとりができていることを可視化する
- スタッフが課題を見つけ解決できるよう、ラダーに取り組む意義に繰り返し立ち戻る
- 看護実践に必要な「4つの力」[＊2]を高める学習内容は、各拠点事業所で網羅的に準備する
- スタッフが学んだことを日々の看護実践で活用できるよう、OJTやラダー事例検討会、面談で支援する

JNAラダー導入の成果と期待

JNAラダーは、どの場所で働く看護師にも活用できる「共通の物差し」です。病院では、JNAラダーを活用した取り組みがすすんでいます。訪問看護ステーションでも、ラダーの活用を当たり前のこととして取り入れ、看護実践の可視化に取り組んでいきましょう。看護師として働く場の垣根がなくなれば、どんなに素晴

＊2 「ニーズをとらえる力」「ケアする力」「協働する力」「意思決定を支える力」

プロセスシートの評価項目 表1

グレード1			グレード2		
能力評価	実務力	・担当する業務を迅速かつ正確に処理することができるか	能力評価	業務遂行力	・与えられたテーマをうまく企画立案し、方針や目標にかなう具体的アイデアをよく生み出したか ・アイデアを実現するための計画・手段は適切で合理的であったか
	理解力	・上司の指示命令を正確に理解する能力があるか ・仕事に関する文書を十分に理解できるか		調整力	・事業所内他チームとの協力・連携をうまく取りまとめスムーズに仕事を進められたか
態度評価	規律性	・就業規則など、(医)ハートフリーの規則・規定をよく守ったか ・上司の指示命令によく従ったか ・職場の秩序を乱すような行動はなかったか		創意工夫	・従来の仕事にも興味と研究心を持ち、仕事を効果的に進めるため手順・方法を工夫改善しているか
	積極性	・与えられた仕事に前向きな姿勢で取り組んだか ・仕事の能力の向上、仕事を改善しようと努力したか ・仕事について不平不満をいうことはなかったか	態度評価	主体性	・自分の考え・方向性・企画を持って仕事にあたっているか
	協調性	・上司・同僚との人間関係に気を配って仕事をしているか ・職場の和を維持形成することに努めているか ・マイペースで仕事を進めていないか		チーム責任性	・チームに対する責任感が感じられるか ・チームの仕事においていい加減な態度をとることはなかったか
グレード3			グレード4		
能力評価	判断力	・その場の状況や仕事の内容に応じて的確な判断ができるか ・判断が遅れたり、早すぎたりすることはなかったか ・判断の内容に誤りはなかったか	能力評価	決断力	・その場の状況を冷静に判断し、管理職として的確な決断を下すことができるか ・決断が遅れたり、早すぎることはないか
	折衝力	・法人内外や他機関との連携・折衝を行い、業務の円滑な推進を行ったか		渉外力	・法人内外や他機関との交渉を行い、組織の運営を円滑に行ったか
	開発力	・組織外の情報等を取り入れ、組織外に働きかけ、方向性を見出していくことができたか		管理力	・部下、予算、機材等を上手に活用して担当部門の業務を要領よく遂行していく能力があるか ・ヒト、モノ、カネの無駄をなくす能力を身につけているか
	指導力	・管理職として、部下の能力、意欲を公正に評価し、適切な目標を付与することにより、指導していく能力があるか ・人材を育てる能力を習得しているか		指導力	・部下のみならず組織全体を指揮していく能力があるか
態度評価	組織責任性	・組織に対する責任感が感じられるか ・組織全体の仕事においていい加減な態度をとることはなかったか		統率力	・組織の職員をよくまとめ率いることができたか

元来、真面目な傾向にあり、初めはシートに反省点を書くことが多かったのですが、回数を重ねていくうちに自分ができている点もしっかりアピールできるようになりました。上司はそれを褒めるよう心がけています。

面接では、各スタッフのグレードに即して個々に目標を設定し、上司と一緒に到達のための計画を具体的に立てます。また本人に自分自身の強みと弱みを提示してもらい、上司はその強みを伸ばせるよう支援します。弱みについては目標を設定して対応に取り組み、半年後の面接で再び評価をするというサイクルです。実現可能な目標を設定することで、スタッフは達成感が得られ、モチベーション向上につながっていると感じます。面接はリフレクションの時間にもなっています。

JNAラダーの活用

日本看護協会が策定した「看護師のクリニカ

新卒看護師に使ったラダー　表2

	ニーズをとらえる力	ケアする力
目標	助言を得てケアの受け手や状況（場）のニーズをとらえる	助言を得ながら、安全な看護を実践する
行動目標	・助言を受けながら、ケアの受け手（利用者）に必要な情報収集ができる ・訪問時にケアの受け手に変化があった場合、助言を受けて必要な情報を収集することができる	・指導を受けながら、看護手順に沿ったケアが実施できる ・指導を受けながら、ケアの受け手に基本的援助ができる ・看護手順やガイドラインに沿って、基本的看護技術を用いて看護援助ができる
実践の例	・カルテや記録、先輩看護師より利用者の基本的な情報（疾患・生活環境・家族構成・キーパーソン・処置内容など）を収集する ・訪問時、全身状態だけでなく、生活状況や環境も観察する ・利用者本人の話と、家族や周囲の人々からの話の両方を傾聴する ・初回訪問時、訪問前にデータベースの確認をしてから訪問する ・日々の訪問時には、前回訪問時の記録の確認をし、必要な情報を収集してから訪問する ・利用者に変化が生じた場合、先輩看護師に連絡をし、助言を得ながら観察・情報収集する	・以下に記すケアの内容や方法、手順について理解し、看護手順に沿ったケアを実施する （採血・点滴・摘便・浣腸・陰洗・褥瘡処置・ポート管理・PEG管理・吸引・吸入・気管切開など） ・病院や施設と異なり、医療廃棄物専用のスペースはない中で、必要な感染対策について理解し実施できる ・在宅という場でケアを提供するということを意識して、物品の準備・使用、片付けの方法、環境整備などへの配慮ができる ・受け持ちの利用者に対するケア方法を知り、指導を受けながら実施できる
	協働する力	**意思決定を支える力**
目標	関係者と情報共有ができる	ケアの受け手や周囲の人々の意向を知る
行動目標	・助言を受けながら、ケアの受け手を看護していくために必要な情報が何かを考え、その情報を関係者と共有することができる ・助言を受けながら、チームの一員としての役割を理解できる ・助言を受けながら、ケアに必要と判断した情報を関係者から収集することができる ・ケアの受け手を取り巻く関係者の多様な価値観を理解できる ・連絡・報告・相談ができる	・助言を受けながら、ケアの受け手や周囲の人々の思いや考え、希望を知ることができる
実践の例	・多施設・多職種（医師・看護師〈訪問看護ステーション・医療機関〉・ケアマネジャー・ヘルパー・訪問入浴スタッフ・デイサービススタッフ・MSW・保健師・薬剤師・民生委員・難病支援センタースタッフなど）の役割が理解できる ・訪問看護に必要な制度（医療保険・介護保険）等の仕組みについて、受け持ち利用者を通して理解し、利用者の保険や費用の状況を知ることができる ・訪問看護ステーションの一員であることを理解し、利用者へのケアを責任を持って行い、その内容を他の看護師に連絡・報告・相談ができる ・主治医やその他の職種への連絡・報告・相談の方法を理解し、実践できる ・利用者の医療・介護・福祉の情報を把握し、助言を受けながら主治医や多職種との連携を実践できる ・事業所内カンファレンスに参加し、発言することで、自らの持つ情報を提供して関係者と共有する	・助言を受けながら、利用者や家族（または利用者を取り巻く人々）との会話から、思いや考え、希望について、目的を持って聞き、確認することができる

ルラダー（日本看護協会版）」（以下：JNAラダー）についても、ステーション内で勉強会を行い、看護職の教育や人事評価・面接に活用していくこととしました。

JNAラダーのよい点は、働く場所が異なっても定義や目標が共通している点、またアレンジが可能で、使用する医療機関・事業所の特徴を実践例に追加できる点です。例えば、JNAラダーで設けられている4つの力の実践例について、訪問看護ステーションのレベルⅠでは以下のようなものが考えられます。

①ニーズをとらえる力

・フィジカルアセスメントができる

・利用者のいつもの様子を知ることができる

・利用者が普段の生活を継続できるように、看護に生活の視点を取り入れる

・利用者・家族の価値観を知る

②ケアする力

・利用者とコミュニケーションをとりながら、本人が大事にしていることを尊重する

・利用者・家族の思いをしっかりと聞き、ケア方法などを工夫する

・家族の状態を見る（介護疲れをしていないかといった疲労感にも気を配る）

・家族をねぎらうコミュニケーションをする

・ケアに必要な物品を創意工夫して準備・活用

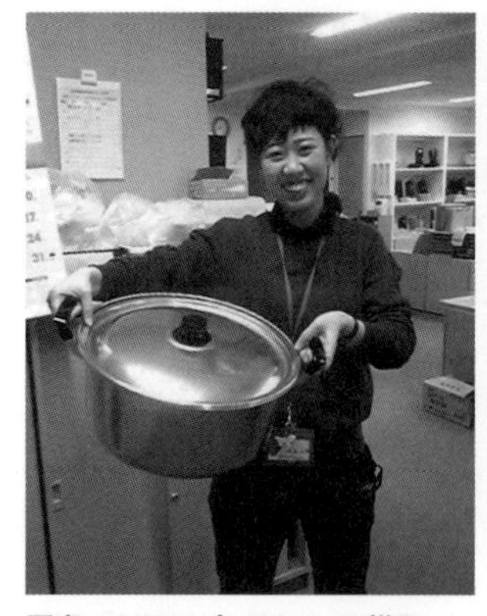
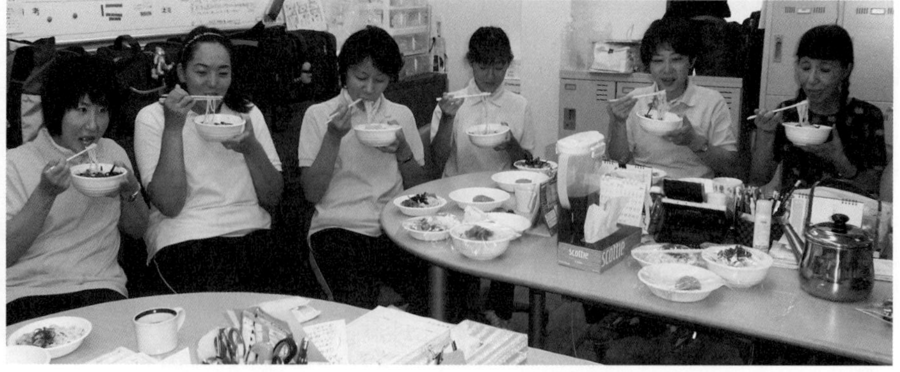

写真　おでんパーティーの様子

する
・ペットも家族の一員という気持ちを持ってかかわる
③協働する力
・利用者・家族の生活歴を知り、地域で暮らす人や他職種とコミュニケーションをとる
・“人”に興味を持って、しっかり話を聞く
④意思決定を支える力
・利用者の生活歴・人生史を知り、意思決定の支援をする
・旅立ちが近い利用者に対し、規定の手順書を使いながらデスエデュケーションを行い、利用者・家族・サービス提供者が安心して最期を過ごせるようにマネジメントする

当ステーションのある大阪には“お笑い”の文化があります。「冗談を言われたときには冗談で返すコミュニケーションができる」といった項目も、看護師のスキルとして必要かもしれません。

新卒訪問看護師への活用事例

ラダーは、新卒訪問看護師の教育にも活用することができます。当ステーションでは2013年から新卒看護師の採用を継続し、現在20人の看護師のうち7人が、新卒で入職した看護師です。

当ステーションには診療所が併設されており、新卒看護師は看護技術を習得できるよう、午前中は診療所に勤務し、午後は訪問看護を行います。診療所では、先輩看護師の指導の下、点滴・採血・浣腸・摘便・バルーン交換・導尿などの技術を学ぶとともに、医師の診療の補助を行うことで、フィジカルアセスメント力を習得します。訪問看護では、先輩看護師との同行訪問から始め、在宅医療・ケアで必要な能力を身につけます。

当ステーションで2人目となった新卒看護師について、JNAラダーを基に作成したラダー（**表2** 091ページ）を用いて教育を行いました。

この新卒看護師には、「協働する力」を養う一貫として、おでんパーティーを企画・実施してもらいました（**写真**）。必要な情報収集や日程調整、管理者との交渉や予算確保、スタッフの食べ物の好き嫌いの調査、協力依頼、買い出しや道具の準備といった物品の手配、連携機関へのお知らせなど、良好なチームワークを築くためのさまざまなスキルを実践的に身につける機会となりました。

●医療法人ハートフリーやすらぎ
訪問看護ステーションハートフリーやすらぎ
大阪府大阪市住吉区帝塚山東5-6-15
TEL 06-6678-2501
http://www.heartfree.or.jp/kango/kango.html

第5章

資料

「看護師のクリニカルラダー（日本看護協会版）」の紹介

松原 由季・渋谷 美香・小川 有貴・竹内 奏絵

「看護師のクリニカルラダー（日本看護協会版）」の紹介

＊本稿は、小誌2016年６月号の記事を再掲載しています。なお、筆者の所属は当時のものです。

公益社団法人日本看護協会
教育研究部継続教育課
松原 由季
（まつばら ゆき）

公益社団法人日本看護協会
教育研究部 部長
渋谷 美香
（しぶや みか）

公益社団法人日本看護協会
教育研究部継続教育課
小川 有貴
（おがわ ゆき）

公益社団法人日本看護協会
労働政策部看護労働課
竹内 奏絵
（たけうち かなえ）

「看護師のクリニカルラダー（日本看護協会版）」の活用方法について解説いただきます。098～111ページには、ラダーと高齢者介護施設・訪問看護ステーション・病院の実践例を掲載していますので、ご参照ください。

「看護師のクリニカルラダー（日本看護協会版）」の概要

●４つの力と５つの習熟段階

日本看護協会は「看護師のクリニカルラダー（日本看護協会版）」（以下：本ラダー）を開発しました。本ラダーにおいては、看護の核となる実践能力を「論理的な思考と正確な看護技術を基盤に、ケアの受け手のニーズに応じた看護を臨地で実践する能力」として、４つの力と５つの習熟段階によって構成しています。

４つの力とは、「ニーズをとらえる力」「ケアする力」「協働する力」「意思決定を支える力」です。看護師はどの場で働いていても、ケアの受け手の健康上や社会生活上のニーズを含めた状況・場をとらえ、それらを踏まえた看護を提供します。さらに、ケアの受け手にとって最善の看護を提供するために周囲と協力します。例えば、必ずチームのメンバーとディスカッションしながら確認作業を行い、多職種や家族も巻き込んでケアの方向性を考えます。特に関係するまわりの方々と協働する中でそれぞれの専門性を引き出しつつ、対象者に合った形でケアを提供します。本ラダーでは、このような看護実践をわかりやすく端的に表現しました。

また、習熟段階はレベルⅠ～Ⅴの５段階としています。開発当初はレベル新人を設定していましたが、レベルⅠには新卒の看護師のみならず２～３年目の看護師も含まれ、また中途採用者も増加していることから、レベル新人ではなくレベルⅠと表現しました。

本ラダーでは、レベルⅠ～Ⅴの各段階の看護師におけるレベル毎の定義があり、そのレベルの看護師に期待される看護実践が記述されています。4つの力それぞれについて、そのレベルの看護師は何ができたらよいかという視点からレベル毎の目標を設定しています。

●レベル達成のための行動目標

さらに、4つの力のレベル毎の目標が達成されるために、行動目標を作成しました。レベルに達したかを見極めるときには、行動目標がすべて達成されることで、そのレベルに達すると考えます。例えば、レベルⅠの行動目標をすべて達成した時点で、レベルⅠに到達となります。

本ラダーの活用に向けて

●看護実践能力を強化するための物差しとしての活用

本ラダーは、暮らしと医療を支える看護提供システムの構築に向けて、看護実践能力強化が必要であることを背景に開発されました。すべての看護師に共通する看護実践能力の物差しとして、その能力向上に活用されることを願っています。

つまり、本ラダーで「私（あるいはあなた）はレベル○です」とラベルづけするのではなく、次のステップに進むための学習への活用を期待しています。看護実践の中で、できていることは何か、もう少し強化したらよいことは何か、そのためには何をどのように学んだらよいのか、などを考えるための指標となると考えています。

●本ラダーと各施設で活用されているラダーとの違い

本ラダーはクリニカルラダーとして開発しています。各施設で開発し活用されているラダーはクリニカルラダーの場合もあり、キャリアラダーとして活用されている場合もあります。また、ラダーがなく、これからクリニカルラダーあるいはキャリアラダーの運用を検討するという施設も多いのではないでしょうか。

本ラダーは、あらゆる場で共通する看護実践能力のみに焦点化した内容になっているため、高齢者介護施設や訪問看護ステーションなど、それぞれの場において必要な能力をすべて表しているものではありません。そのため、本ラダーが示している看護の核となる実践能力については、そのままラダーとして使用していただく、またはすでにあるラダーやこれから作成するラダーに組み入れていただくことは可能ですが、それぞれの場において、本ラダーで示している内容だけでなく、例えば対人関係能力やマネジメント能力など、その場で求められる能力を必要に応じて加えていただきたいと考えています。それは、組織の理念やケアの受け手の特徴によって、それぞれの場で期待される看護師像が異なるためです。

本ラダーに記載されている能力と、ご自身の働いている場で求められる能力を比較することで、あらためてその場における能力の特徴が明確になるかと思います。

実践例の使い方

●施設の特徴に応じた「実践例」を作成

本ラダーの行動目標は、高齢者介護施設や訪問看護ステーション、病院など、あらゆる場で共通する内容ですが、どのような具体的な行動をとることで行動目標を達成したとするかは、施設や場によって、見るポイントや場面、使用する言葉などが異なります。その例を示したものが「実践例」です（100～111ページ参照）。

本ラダーを開発する中で、あらゆる場における活用可能性を確認するために、ワーキンググループを設置し、看護師の働く場の一例として、高齢者介護施設・訪問看護ステーション・病院を想定し、現場からヒアリングをして実践例を作成しました。レベル、レベル毎の定義、レベル毎の目標、行動目標といった色のついた部分は、ラダー本体と同じ内容となっています。行動目標の下に、行動目標が達成されるとする場面や行動などの実践の例が記載されています。

例えば、高齢者介護施設における実践例では、「ニーズをとらえる力」のレベルⅡにおいて、行動目標は「自立してケアの受け手に必要な身体的、精神的、社会的、スピリチュアルな側面から必要な情報収集ができる」「得られた情報をもとに、ケアの受け手の全体像としての課題をとらえることができる」となっています。実践例としては「多職種（特に介護職）からの情報を得ることで、入所者の状態の変化について情報を得られ、早めに状態を把握することができる。たとえば食事量や活気の低下、臥床時間の減少等、多職種から情報を得ながら入所者の全体像を把握し、課題をとらえることができる」と記載されています。

また、訪問看護ステーションにおける実践例では、「ニーズをとらえる力」のレベルⅣにおいて、行動目標は「予測的な状況判断のもと身体的、精神的、社会的、スピリチュアルな側面から必要な情報収集ができる」「意図的に収集した情報を統合し、ニーズをとらえることができる」となっています。実践例には「訪問看護においては、小児から高齢者まで幅広い利用者がいるが、高齢者の場合には、人生の最終段階を見据えてのニーズをとらえていくために、予測的な状況判断のもとで情報収集をする。利用者の疾患の予後や治療による影響を考え、今後在宅で過ごすか病院で過ごすか、医療処置の導入を選択するか等の予測をしながら、情報収集してニーズをとらえ、1つ1つの選択について準備を進めていくことができる」「訪問看護は訪問時間が限られているため、情報収集のために、あらゆる手段の発想ができ、訪問時間の組み方の工夫ができる」等が記載されています。

高齢者介護施設における実践例では、ケアの受け手は非常に高齢であるという状況から、人生の最終段階にある入所者がいること、認知症や複数の疾患を持つなど入所者像自体が複雑であること、さらに認知症などにより、本人からのニーズがとらえにくいこと等の特徴を踏まえた例となっています。また、訪問看護ステーションにおける実践例では、複数の職種がそれぞれの組織から自宅で療養する利用者の生活の場に入ってケアを行い、訪問回数や訪問時間に報酬上の制限があるため、設定された時間内に的確なアセスメントと適切な対応が必要となる等の特徴を踏まえた例となっています。

訪問看護においては、現在、レベルⅠに相当する看護師が少ないというご意見もいただきましたが、今後地域における看護師育成がより重要となることを鑑み、レベルⅠから作成しています。

●行動目標に到達するための看護実践の基準や到達目標の具体化

今回ご紹介している実践例は、少数の施設におけるヒアリングを基に作成したものであり、高齢者介護施設全般、訪問看護ステーション全般を網羅しているものではないため、行動目標を達成する具体的行動をすべて記載しているわけではありません。そのため、モデル事例としてではなく、ご自身の働いている場において、行動目標を達成するためにはどのような看護実践を看護師に期待するのかの実態を整理し、どのような看護実践ができれば行動目標を達成したといえるのかの基準や到達目標の具体化をする際に、参考にしていただければと考えています。

例えば、臥床している入所者の多い高齢者介護施設においては、ケアする力の行動目標を達成するために、褥瘡の予防やケア、誤嚥性肺炎の予防やケア、廃用症候群の予防やケア、転落予防などが含まれてくるなど、それぞれの場において、具体的な到達目標を考えることができます。

施設や場が変わるときの本ラダーの考え方

これから、新たに地域ケア・在宅ケアに携わる看護師が増加していくことが予想されます。また、異動や転職をされる看護師も多いでしょう。そのように、施設や場が変わる場合、もう一度レベルⅠへ戻るなど、下がった段階から始めるという考え方もあると思います。本ラダーにおいては、施設や場が変わっても、基本的には看護実践能力は変わらず、新たな場においてもレベルが変わらないことを前提としています。1人の看護師がそれまで蓄積して身につけてきた看護実践能力は揺るぎないものですが、環境の変化や場の特徴に慣れて本来の能力が発揮されるまでには時間を要すると考えています。

例えば、病院施設においてレベルⅢの段階にあった看護師が、訪問看護ステーションにて勤務することとなった際、初めからレベルⅢに相当する看護実践を行うことは難しいはずです。その場合には、まずは訪問看護ステーションにおいての行動目標の達成状況を確認しながら、本来のレベルⅢの行動目標を達成するためには、何をどのように学んでいけばよいのか（研修やOJT 含め）、看護師本人が考える必要があります。可能であれば教育担当者や管理者が本人とともに考えて支援していくとよいでしょう。

＊

今後も本会の公式ホームページ等を通じて、本ラダーに関する情報発信を行う予定です。本ラダーをお使いになって、「こんなふうに使ってみた」「もっとこうしたい」「こんなことに困った」等、ご意見やご感想がありましたら、お寄せいただきたいと思います。皆さまのご意見をいただきながら、よりよい活用に向けて、普及に努めていきたいと考えています。

次ページ以降の資料

【資料 1】看護師のクリニカルラダー（日本看護協会版）

看護の核となる実践能力：看護師が論理的な思考と正確な看護技術を基盤に、ケアの受け手のニーズに応じた看護を臨地で実践する能力

定義	レベル		Ⅰ	Ⅱ
	レベル毎の定義		基本的な看護手順に従い必要に応じ 助言を得て看護を実践する	標準的な看護計画に基づき 自立して看護を実践する
看護の核となる実践能力	ニーズをとらえる力	【レベル毎の目標】	助言を得てケアの受け手や状況（場）のニーズをとらえる	ケアの受け手や状況（場）のニーズを自らとらえる
		【行動目標】	□助言を受けながらケアの受け手に必要な身体的、精神的、社会的、スピリチュアルな側面から必要な情報収集ができる □ケアの受け手の状況から緊急度をとらえることができる	□自立してケアの受け手に必要な身体的、精神的、社会的、スピリチュアルな側面から必要な情報収集ができる □得られた情報をもとに、ケアの受け手の全体像としての課題をとらえることができる
	ケアする力	【レベル毎の目標】	助言を得ながら、安全な看護を実践する	ケアの受け手や状況（場）に応じた看護を実践する
		【行動目標】	□指導を受けながら看護手順に沿ったケアが実施できる □指導を受けながら、ケアの受け手に基本的援助ができる □看護手順やガイドラインに沿って、基本的看護技術を用いて看護援助ができる	□ケアの受け手の個別性を考慮しつつ標準的な看護計画に基づきケアを実践できる □ケアの受け手に対してケアを実践する際に必要な情報を得ることができる □ケアの受け手の状況に応じた援助ができる
	協働する力	【レベル毎の目標】	関係者と情報共有ができる	看護の展開に必要な関係者を特定し、情報交換ができる
		【行動目標】	□助言を受けながらケアの受け手を看護していくために必要な情報が何かを考え、その情報を関係者と共有することができる □助言を受けながらチームの一員としての役割を理解できる □助言を受けながらケアに必要と判断した情報を関係者から収集することができる □ケアの受け手を取り巻く関係者の多様な価値観を理解できる □連絡・報告・相談ができる	□ケアの受け手を取り巻く関係者の立場や役割の違いを理解したうえで、それぞれと積極的に情報交換ができる □関係者と密にコミュニケーションを取ることができる □看護の展開に必要な関係者を特定できる □看護の方向性や関係者の状況を把握し、情報交換できる
	意思決定を支える力	【レベル毎の目標】	ケアの受け手や周囲の人々の意向を知る	ケアの受け手や周囲の人々の意向を看護に活かすことができる
		【行動目標】	□助言を受けながらケアの受け手や周囲の人々の思いや考え、希望を知ることができる	□ケアの受け手や周囲の人々の思いや考え、希望を意図的に確認することができる □確認した思いや考え、希望をケアに関連づけることができる

Ⅲ	Ⅳ	Ⅴ
ケアの受け手に合う 個別的な看護を実践する	**幅広い視野で予測的判断をもち 看護を実践する**	**より複雑な状況において、 ケアの受け手にとっての最適な手段を選択し QOLを高めるための看護を実践する**
ケアの受け手や状況（場）の特性をふまえたニーズをとらえる	ケアの受け手や状況（場）を統合しニーズをとらえる	ケアの受け手や状況（場）の関連や意味をふまえニーズをとらえる
□ケアの受け手に必要な身体的、精神的、社会的、スピリチュアルな側面から個別性をふまえ必要な情報収集ができる □得られた情報から優先度の高いニーズをとらえることができる	□予測的な状況判断のもと身体的、精神的、社会的、スピリチュアルな側面から必要な情報収集ができる □意図的に収集した情報を統合し、ニーズをとらえることができる	□複雑な状況を把握し、ケアの受け手を取り巻く多様な状況やニーズの情報収集ができる □ケアの受け手や周囲の人々の価値観に応じた判断ができる
ケアの受け手や状況（場）の特性をふまえた看護を実践する	様々な技術を選択・応用し看護を実践する	最新の知見を取り入れた創造的な看護を実践する
□ケアの受け手の個別性に合わせて、適切なケアを実践できる □ケアの受け手の顕在的・潜在的ニーズを察知しケアの方法に工夫ができる □ケアの受け手の個別性をとらえ、看護実践に反映ができる	□ケアの受け手の顕在的・潜在的なニーズに応えるため、幅広い選択肢の中から適切なケアを実践できる □幅広い視野でケアの受け手をとらえ、起こりうる課題や問題に対して予測的および予防的に看護実践ができる	□ケアの受け手の複雑なニーズに対応するためあらゆる知見（看護および看護以外の分野）を動員し、ケアを実践・評価・追求できる □複雑な問題をアセスメントし、最適な看護を選択できる
ケアの受け手やその関係者、多職種と連携ができる	ケアの受け手を取り巻く多職種の力を調整し連携できる	ケアの受け手の複雑なニーズに対応できるように、多職種の力を引き出し連携に活かす
□ケアの受け手の個別的なニーズに対応するために、その関係者と協力し合いながら多職種連携を進めていくことができる □ケアの受け手とケアについて意見交換できる □積極的に多職種に働きかけ、協力を求めることができる	□ケアの受け手がおかれている状況（場）を広くとらえ、結果を予測しながら多職種連携の必要性を見極め、主体的に多職種と協力し合うことができる □多職種間の連携が機能するように調整できる □多職種の活力を維持・向上させる関わりができる	□複雑な状況（場）の中で見えにくくなっているケアの受け手のニーズに適切に対応するために、自律的な判断のもと関係者に積極的に働きかけることができる □多職種連携が十分に機能するよう、その調整的役割を担うことができる □関係者、多職種間の中心的役割を担うことができる □目標に向かって多職種の活力を引き出すことができる
ケアの受け手や周囲の人々に意思決定に必要な情報提供や場の設定ができる	ケアの受け手や周囲の人々の意思決定に伴うゆらぎを共有でき、選択を尊重できる	複雑な意思決定プロセスにおいて、多職種も含めた調整的役割を担うことができる
□ケアの受け手や周囲の人々の意思決定に必要な情報を提供できる □ケアの受け手や周囲の人々の意向の違いが理解できる □ケアの受け手や周囲の人々の意向の違いを多職種に代弁できる	□ケアの受け手や周囲の人々の意思決定プロセスに看護職の立場で参加し、適切な看護ケアを実践できる	□適切な資源を積極的に活用し、ケアの受け手や周囲の人々の意思決定プロセスを支援できる □法的および文化的配慮など多方面からケアの受け手や周囲の人々を擁護した意思決定プロセスを支援できる

【資料2】高齢者介護施設における実践例

注）具体的な実践例は各施設で置き換えてご検討ください

	レベル	Ⅰ	Ⅱ	Ⅲ
	レベル毎の定義	基本的な看護手順に従い必要に応じ助言を得て看護を実践する	標準的な看護計画に基づき自立して看護を実践する	ケアの受け手に合う個別的な看護を実践する
ニーズをとらえる力	【レベル毎の目標】	助言を得てケアの受け手や状況（場）のニーズをとらえる	ケアの受け手や状況（場）のニーズを自らとらえる	ケアの受け手や状況（場）の特性をふまえたニーズをとらえる
	【行動目標】	□助言を受けながらケアの受け手に必要な身体的、精神的、社会的、スピリチュアルな側面から必要な情報収集ができる □ケアの受け手の状況から緊急度をとらえることができる	□自立してケアの受け手に必要な身体的、精神的、社会的、スピリチュアルな側面から必要な情報収集ができる □得られた情報をもとに、ケアの受け手の全体像としての課題をとらえることができる	□ケアの受け手に必要な身体的、精神的、社会的、スピリチュアルな側面から個別性をふまえ必要な情報収集ができる □得られた情報から優先度の高いニーズをとらえることができる
	実践例	■助言を受けながら、診療記録上の情報を確認し、入所者の訴えや観察をもとに身体的、精神的、社会的、スピリチュアルな側面から必要な情報収集を行う。特に、高齢やADLの低下に伴って起こりやすい認知症、褥瘡、骨折、栄養状態の低下、感染症についての視点から情報を得られる。 ■医療的な緊急度をとらえる必要性を認識する。たとえば、平常時の入所者の状態と比較することで、検査や治療の必要性に気づき、事故の発生時には緊急性に気づくことができる。	■多職種（特に介護職）からの情報を得ることで、入所者の状態の変化について情報を得られ、早めに状態を把握することができる。たとえば食事量や活気の低下、臥床時間の減少等、多職種から情報を得ながら入所者の全体像を把握し、課題をとらえることができる。	■入所者同士の関係を含めた身体的、精神的、社会的、スピリチュアルな側面の情報収集をする。重度から軽度まで様々な認知症を患っている高齢の入所者が多い場合、認知症を患う入所者同士のトラブルによる怪我が発生するといった場面も起こりうる。認知症、骨折という単面だけではなく、なぜそのことが起こったのかという状況も含めた個別性に合わせた情報収集をする。 ■入所者が新たな疾病・疾患を抱えた場合、必ずしも病院への入院をしない場合が多いため、疾病・疾患という新しいイベントが起こった中でどう生活していくかについて、身体的、精神的、社会的、スピリチュアルな側面を網羅した中で優先度の高いニーズをとらえ、どのように新しいリスクに対応していくかを考えられる。 ■多職種からの情報を得ることで、入所者の状態の変化について情報を得られ、早めに状態を把握することができる。得た情報から、原因が疾患によるものなのか加齢によるものなのかを考え、優先度の高いニーズをとらえる。
ケアする力	【レベル毎の目標】	助言を得ながら、安全な看護を実践する	ケアの受け手や状況（場）に応じた看護を実践する	ケアの受け手や状況（場）の特性をふまえた看護を実践する
	【行動目標】	□指導を受けながら看護手順に沿ったケアが実施できる □指導を受けながら、ケアの受け手に基本的援助ができる □看護手順やガイドラインに沿って、基本的看護技術を用いて看護援助ができる	□ケアの受け手の個別性を考慮しつつ標準的な看護計画に基づきケアを実践できる □ケアの受け手に対してケアを実践する際に必要な情報を得ることができる □ケアの受け手の状況に応じた援助ができる	□ケアの受け手の個別性に合わせて、適切なケアを実践できる □ケアの受け手の顕在的・潜在的ニーズを察知しケアの方法に工夫ができる □ケアの受け手の個別性をとらえ、看護実践に反映ができる
	実践例	■治療重視の思考よりも、終の棲家として、入所者が長期的に健康的な生活をするための看護師の役割を理解する。長期における健康的な生活の援助、QOLを支えていくようなケアを、指導を受けながら実践する。 ■各入所者について、他の看護師から助言を得ながらのケアの実施ができる。特に頻繁に行われる可能性が高い医療処置である、与薬、経管栄養の扱い等について助言を得ながら安全に実施できる。	■ケアマネジャーが作成するケアプラン（施設サービス計画書）に基づき、看護の役割から必要なケアを実践する。 ■入所者に対してケアを実践する際に必要な情報を得て、状況に応じた援助ができる。たとえば、ケアをする際に、認知症による感情の起伏が大きいといった情報があれば、入所者のペースに合わせて処置をする。	■入所者の行動に対し、その行動の背景にあるものを明らかにして、ケアに反映することができる。たとえば、認知症の症状として、自宅に帰りたいと行動をしている入所者に対し、その理由を明らかにし、施設でも実践可能なことを考慮し日々のケアに追加することで、入所者の心理的な安定を図ることができる。 ■ケアプラン（施設サービス計画書）に対するモニタリングが行え、さらに適切なプランが提案でき、適切なケアの提供ができる。

Ⅳ	Ⅴ
幅広い視野で予測的判断をもち看護を実践する	より複雑な状況において、ケアの受け手にとっての最適な手段を選択しQOLを高めるための看護を実践する
ケアの受け手や状況（場）を統合しニーズをとらえる	ケアの受け手や状況（場）の関連や意味をふまえニーズをとらえる
□予測的な状況判断のもと身体的、精神的、社会的、スピリチュアルな側面から必要な情報収集ができる □意図的に収集した情報を統合し、ニーズをとらえることができる	□複雑な状況を把握し、ケアの受け手を取り巻く多様な状況やニーズの情報収集ができる □ケアの受け手や周囲の人々の価値観に応じた判断ができる
■認知症の進行、褥瘡、骨折、栄養状態、感染症対策など多岐にわたっての予測的な状況判断のもと、必要な情報収集をする。 ■高齢のため人生の最終段階の入所者が多い中、医師の常勤が必須でない場合、看護師が予測的な状況判断のもと、必要な情報収集をし、予測（アセスメントによる見通し）を医師に伝える。 ■家族（または入所者を取り巻く人々）が人生の最終段階に向けた準備をするために、健康状態の変化を看護師が家族（または入所者を取り巻く人々）に伝える。人生の最終段階のケアを考えるにあたり、家族（または入所者を取り巻く人々）に関する情報や価値観について情報を得ることが望ましい。入所者が人生の最終段階に進行しつつあるという予測的状況判断のもと、嚥下能力の低下・食事量の減少・体重の減少といった身体面と、家族（または入所者を取り巻く人々）や価値観といった心理・社会面から必要な情報収集ができる。 ■入所後には衰弱や認知症の進行などにより状況が変わっていく。そのため、早期から、先々を見据えて、意図的に収集した情報を統合し、ニーズをとらえる。	■家族（または入所者を取り巻く人々）の多様な状況やニーズがあることと、自らの意思を表すことが難しい入所者がいるため、入所者と家族（または入所者を取り巻く人々）の思いを確認することが重要である。繰り返し話す中で、入所者本人の価値観や家族(または入所者を取り巻く人々）の価値観を把握し、入所者本人の豊かな人生の最期となるように価値観に応じた判断ができる。 ■自らの意思を表すことが難しい入所者もいるため、言葉の隅々や行動から、本人の思いや人物像を読み取る。入所者本人の尊厳を尊重するために、本人の気持ちに寄り添いながら意思確認をし、本人の気持ちを確認するために家族（または入所者を取り巻く人々)にも思いを聞いていく。家族(または入所者を取り巻く人々）も複雑な問題を抱えている場合、判断に関して答えを得ることが難しいことがあり、状況を理解し紐解いて、問題を明確にするための支援をする。複雑な状況を把握し、複眼的な視点から、入所者と家族（または入所者を取り巻く人々）を取り巻く複雑な状況について情報収集し、多様なニーズをとらえる。 ■地域全体を俯瞰して、ニーズに対して不足している機能に気づき、提案的に看護実践したり、他施設等に働きかけることで解決を図る。
様々な技術を選択・応用し看護を実践する	最新の知見を取り入れた創造的な看護を実践する
□ケアの受け手の顕在的・潜在的なニーズに応えるため、幅広い選択肢の中から適切なケアを実践できる □幅広い視野でケアの受け手をとらえ、起こりうる課題や問題に対して予測的および予防的に看護実践ができる	□ケアの受け手の複雑なニーズに対応するためあらゆる知見（看護および看護以外の分野）を動員し、ケアを実践・評価・追求できる □複雑な問題をアセスメントし、最適な看護を選択できる
■予測的および予防的なケアを、あらゆる手段から選択する。たとえば外部から感染症が入ってくることを想定した場合、入所者にどのような影響が出るかという顕在的・潜在的なニーズに応えるために、認知症をもつ入所者が歩き回るという場の特性もふまえながら危険性を予測することで、どのように対応するかを考え実践できる。	■入所者の生活や治療において、対立した価値があるなど複雑な状況下で、アセスメントして治療の必要性を判断するとともに、本人・家族（または入所者を取り巻く人々）両者の価値観等を受け止め､対立した価値について､家族（または入所者を取り巻く人々）が十分納得できる説明をして解決を図る。 ■人生の最終段階に入っている入所者の家族（または入所者を取り巻く人々）に対し、面会が自由にできるよう調整をしたり、たとえば口腔ケアによって好きな飲み物を経口摂取できるようにするなどのQOLを高めるケアを行う。 ■入所者の尊厳を尊重し、入所者と家族（または入所者を取り巻く人々）が満足できる納得のいく形での看取りを目指すケアとして、入所者本人と家族（または入所者を取り巻く人々）の尊厳はどこに価値付けられているのかという情報収集とアセスメント、尊厳を保つための生活援助、納得や満足をされるような家族（または入所者を取り巻く人々)への関わりをする。入所者の尊厳を尊重し、入所者と家族（または入所者を取り巻く人々）が満足できることを目指した創造的なケアを実践できる。

レベル		Ⅰ	Ⅱ	Ⅲ
レベル毎の定義		基本的な看護手順に従い必要に応じ助言を得て看護を実践する	標準的な看護計画に基づき自立して看護を実践する	ケアの受け手に合う個別的な看護を実践する
協働する力	【レベル毎の目標】	関係者と情報共有ができる	看護の展開に必要な関係者を特定し、情報交換ができる	ケアの受け手やその関係者、多職種と連携ができる
	【行動目標】	□助言を受けながらケアの受け手を看護していくために必要な情報が何かを考え、その情報を関係者と共有することができる □助言を受けながらチームの一員としての役割を理解できる □助言を受けながらケアに必要と判断した情報を関係者から収集することができる □ケアの受け手を取り巻く関係者の多様な価値観を理解できる □連絡・報告・相談ができる	□ケアの受け手を取り巻く関係者の立場や役割の違いを理解したうえで、それぞれと積極的に情報交換ができる □関係者と密にコミュニケーションを取ることができる □看護の展開に必要な関係者を特定できる □看護の方向性や関係者の状況を把握し、情報交換できる	□ケアの受け手の個別的なニーズに対応するために、その関係者と協力し合いながら多職種連携を進めていくことができる □ケアの受け手とケアについて意見交換できる □積極的に多職種に働きかけ、協力を求めることができる
	実践例	■助言を受けながら、入所者を看護していくために必要な情報が何かを考え、その情報を、医師、看護師、介護職、理学療法士、栄養士、社会福祉士等の多職種や家族（または入所者を取り巻く人々）と共有する。 ■介護・福祉分野の職種とのお互いを尊重した働き方を理解する。 ■褥瘡や胃ろうなどの管理等において、助言を受けながら、多職種と情報共有できる。たとえば、仙骨部に発赤が好発した場合、褥瘡予防として食事内容や毎日生活している姿勢、便の性状等について、多職種チームの一員として、情報を上司や医師へ連絡・報告・相談できる。	■入所者についての看護の方向性を理解し、それに対して多職種それぞれの持つ力を理解した上で、状況を把握し、現状についてそれぞれの関係者と情報交換ができる。 ■状況に応じて必要な職種を考えて情報交換ができる。たとえば、褥瘡のある入所者に関して、普段の生活面は介護職に、褥瘡の治療については医師に、入所前の生活史については生活相談員と情報交換する等、最適な職種と必要な情報交換ができる。	■入所者の個別性に合わせたケアを実践するために、多職種と連携することができる。たとえば、食事摂取量が不安定な入所者に対し、栄養士と相談して食べやすい食事への検討をしたり、食べたいものを一緒に買いに行く等の工夫をする。 ■積極的に多職種に協力を求め調整できる。たとえば、仙骨部に褥瘡の好発しやすい入所者について、車椅子の乗車時間を相談し調整することができる。 ■定期的な状態変化のある入所者について、受診が定期的に実施できるよう調整をする。
意思決定を支える力	【レベル毎の目標】	ケアの受け手や周囲の人々の意向を知る	ケアの受け手や周囲の人々の意向を看護に活かすことができる	ケアの受け手や周囲の人々に意思決定に必要な情報提供や場の設定ができる
	【行動目標】	□助言を受けながらケアの受け手や周囲の人々の思いや考え、希望を知ることができる	□ケアの受け手や周囲の人々の思いや考え、希望を意図的に確認することができる □確認した思いや考え、希望をケアに関連づけることができる	□ケアの受け手や周囲の人々の意思決定に必要な情報を提供できる □ケアの受け手や周囲の人々の意向の違いが理解できる □ケアの受け手や周囲の人々の意向の違いを多職種に代弁できる
	実践例	■助言を受けながら、入所者と、家族（または入所者を取り巻く人々）、友人、多職種などの思いや考え、希望を知ることができる。	■入所者や家族（または入所者を取り巻く人々）との会話の中で、その入所者がどのような生き方を望んでいるのかを感じながら、大切にしてきた生き様や生活の内容、趣味などについて意図的に詳しく確認する。 ■入所者の大切にしてきた生き様や生活の内容、趣味などをケアに生かす。たとえば、歌の好きな入所者に対して、あらかじめ好きな歌を確認し、言語や嚥下のリハビリに取り入れる。	■意思決定に必要な情報を提供する。たとえば、人生の最終段階の過ごし方に関する意思決定については、家族（または入所者を取り巻く人々）が、どこでどのように入所者を看取るか決める際に、施設においてはどのような看取り方をするかについて情報提供する。

Ⅳ	Ⅴ
幅広い視野で予測的判断をもち看護を実践する	より複雑な状況において、ケアの受け手にとっての 最適な手段を選択しQOLを高めるための看護を実践する
ケアの受け手を取り巻く多職種の力を調整し連携できる	ケアの受け手の複雑なニーズに対応できるように、多職種の力を引き出し連携に活かす
□ケアの受け手がおかれている状況（場）を広くとらえ、結果を予測しながら多職種連携の必要性を見極め、主体的に多職種と協力し合うことができる □多職種間の連携が機能するように調整できる □多職種の活力を維持・向上させる関わりができる	□複雑な状況（場）の中で見えにくくなっているケアの受け手のニーズに適切に対応するために、自律的な判断のもと関係者に積極的に働きかけることができる □多職種連携が十分に機能するよう、その調整的役割を担うことができる □関係者、多職種間の中心的役割を担うことができる □目標に向かって多職種の活力を引き出すことができる
■生活の場において医療的な側面を理解してケアに活かしていく中心的な役割を担う。 ■入所者の健康状態の変化をとらえ、アセスメントして予測し、主体的に多職種連携が機能するようにリーダーシップをとって調整できる。たとえば嚥下機能の低下をとらえたときに、嚥下機能や栄養状態について管理栄養士と連携してアセスメントと判断をし、病院での嚥下機能評価を行うなどの調整をする。 ■入所者へのケアについての多職種間での課題をあらゆる情報からアセスメントし、今後の状況を予測し、適切なケアや予防的なケアについて多職種と話し合うことで多職種のケアの向上を図る。	■入所者の尊厳を尊重するケアを行うために、多職種を尊重しながらチームの目標を共有し、各職種の役割を調整して連携し、課題を解決できる。たとえば、誤嚥性肺炎の既往のある入所者に対し、本人の強い希望を尊重して食事を自力摂取とした場合、姿勢や食事のスピード等によるリスクを多職種に周知して、リスクを回避させるために役割の調整をすることができる。 ■人生の最終段階においては、ケアの検討の中で、多職種を含めて、入所者の今までの生活歴、疾患、心理状態について意見交換をしながら、最期の時期をどのように充実した形で終えていくかということを調整し、最適なケアを考えていくことができる。 ■看護の質向上のために、他の施設の看護師とネットワークをもって活動できる。
ケアの受け手や周囲の人々の意思決定に伴うゆらぎを共有でき、選択を尊重できる	複雑な意思決定プロセスにおいて、多職種も含めた調整的役割を担うことができる
□ケアの受け手や周囲の人々の意思決定プロセスに看護職の立場で参加し、適切な看護ケアを実践できる	□適切な資源を積極的に活用し、ケアの受け手や周囲の人々の意思決定プロセスを支援できる □法的および文化的配慮など多方面からケアの受け手や周囲の人々を擁護した意思決定プロセスを支援できる
■意思決定場面における、入所者や家族（または入所者を取り巻く人々）の意思決定に伴うゆらぎに寄り添いながら、意思決定を尊重して支援を実践する。たとえば、人生の最終段階の入所者について、看取りについての家族（または入所者を取り巻く人々）のゆらぎに寄り添う。施設で看取りをすると選択された後、本人や家族（または入所者を取り巻く人々）にとって有意義な時間になるよう、好物を味わってもらう、家族（または入所者を取り巻く人々）が施設で泊まる等、可能な支援を提供できる。	■意思決定が困難な場面において、家族（または入所者を取り巻く人々）の意思決定を導くことができる。たとえば、家族（または入所者を取り巻く人々）が入所者の衰弱の進行を受け入れられない場合、本人の食事時の状態を実際に見てもらい、食事が食べられなくなった事実を受け入れてもらう、受け入れを進める中で外出の調整をする等、一つ一つ折り合いをつけていくことができるように、家族（または入所者を取り巻く人々）の思いを受け止めながら、多職種を巻き込み、個々に合った意思決定支援を行う。

【資料3】訪問看護ステーションにおける実践例

注）具体的な実践例は各施設で置き換えてご検討ください

レベル		Ⅰ	Ⅱ	Ⅲ
レベル毎の定義		基本的な看護手順に従い必要に応じ助言を得て看護を実践する	標準的な看護計画に基づき自立して看護を実践する	ケアの受け手に合う個別的な看護を実践する
ニーズをとらえる力	【レベル毎の目標】	助言を得てケアの受け手や状況（場）のニーズをとらえる	ケアの受け手や状況（場）のニーズを自らとらえる	ケアの受け手や状況（場）の特性をふまえたニーズをとらえる
	【行動目標】	□助言を受けながらケアの受け手に必要な身体的、精神的、社会的、スピリチュアルな側面から必要な情報収集ができる □ケアの受け手の状況から緊急度をとらえることができる	□自立してケアの受け手に必要な身体的、精神的、社会的、スピリチュアルな側面から必要な情報収集ができる □得られた情報をもとに、ケアの受け手の全体像としての課題をとらえることができる	□ケアの受け手に必要な身体的、精神的、社会的、スピリチュアルな側面から個別性をふまえ必要な情報収集ができる □得られた情報から優先度の高いニーズをとらえることができる
	実践例	■訪問看護に必要な情報収集とアセスメントの考え方を理解する。 ■助言を受けながら、受け持ち利用者の身体的、精神的、社会的、スピリチュアルな側面から情報収集ができる。利用者の家においてケアを提供するため、特に地域性、家族構成、環境等の情報収集を含む。 ■利用者の状況から医療的な緊急度をとらえ、ケアする必要性に気づく。	■自立して、診療記録など決められた枠組みに沿って、利用者や家族（または利用者を取り巻く人々）、多職種から情報収集ができる。 ■生活という視点で情報収集ができ、現時点だけでなく過去の生活歴に目を向けた情報収集ができる。 ■受け持ち利用者の情報収集、アセスメント、計画立案・修正、実践、評価が自立してできる。 ■利用者の状態や状況から、自らが対応できるかを判断することができる。	■個別性をふまえ、利用者の自宅での過ごし方、介護者の介護方法、利用者のもつ力としてADLだけでなく社会的資源なども含み情報収集ができる。利用者や家族（または利用者を取り巻く人々）、介護職等から生活の場面における情報を得る。 ■情報収集においては、利用者・家族（または利用者を取り巻く人々）・多職種間での情報の認識のずれの有無を確かめることができる。 ■訪問看護は訪問時間が限られているため、情報収集のために、訪問の場で機能評価を実践したり、利用者や家族（または利用者を取り巻く人々）に写真や文字による記録を依頼するなどの工夫をする手段を1つでも考えられる。情報収集の手段について、利用者と家族（または利用者を取り巻く人々）にとっての負担の程度を考えることができる。 ■身体状態だけでなく、生活行動の変化に気づく。たとえば、痰や尿の性状の変化等の身体状態の変化だけではなく、入浴することが億劫になってきた、行動範囲が狭くなってきた、車を運転しなくなったなどの生活行動の変化に気づける。
ケアする力	【レベル毎の目標】	助言を得ながら、安全な看護を実践する	ケアの受け手や状況（場）に応じた看護を実践する	ケアの受け手や状況（場）の特性をふまえた看護を実践する
	【行動目標】	□指導を受けながら看護手順に沿ったケアが実施できる □指導を受けながら、ケアの受け手に基本的援助ができる □看護手順やガイドラインに沿って、基本的看護技術を用いて看護援助ができる	□ケアの受け手の個別性を考慮しつつ標準的な看護計画に基づきケアを実践できる □ケアの受け手に対してケアを実践する際に必要な情報を得ることができる □ケアの受け手の状況に応じた援助ができる	□ケアの受け手の個別性に合わせて、適切なケアを実践できる □ケアの受け手の顕在的・潜在的ニーズを察知しケアの方法に工夫ができる □ケアの受け手の個別性をとらえ、看護実践に反映ができる
	実践例	■在宅における看護手順やガイドラインに沿ったケアを実施する。 ■病院や施設と異なり、医療廃棄物専用のスペースはない中で、必要な感染対策について理解と実施ができる。 ■利用者の家においてケアを提供することを意識した基本的な配慮ができる。 ■受け持ちの利用者に対するケア方法を知り、指導を受けながら実施できる。	■利用者の病状や状況の変化に応じたケアや対応ができる。 ■複数の医療処置や技術を自立して実践できる。 ■比較的重症ではない利用者や状態の安定している利用者について、ケアプラン（居宅サービス計画書）の中の定められた時間の中で、必要なケアを実践できる。 ■想定より利用者の状態が重症であったり、自らが対応をすることが困難であると判断した場合に、事業所等に連絡相談をして指示を受けることができる。	■利用者の個別性に合わせて、物、時間、体制の3つを工夫できる。限られた物と限られた時間での効率的なケア、体制の組み方の工夫が考えられる。 ■利用者の経済状況を理解した上で、可能な限り利用者が所有する物品でのケアを確実に行う。ケアの方法や、物品の選択・提案において、ニーズに合わせて工夫できる。 ■利用者の家においてケアを提供することについて配慮したケアを実践することができる。たとえば、ケアで使用したタオルの洗濯やゴミの処理についての配慮ができる。 ■比較的重症な利用者について、ケアプラン（居宅サービス計画書）の中の定められた時間の中で、必要なケアを実践できる。また、さらに適切なケアプラン（居宅サービス計画書）への提案ができる。 ■利用者に病状の変化や問題等が生じた場合、臨機応変に対応できる。

Ⅳ	Ⅴ
幅広い視野で予測的判断をもち看護を実践する	より複雑な状況において、ケアの受け手にとっての最適な手段を選択しQOLを高めるための看護を実践する
ケアの受け手や状況（場）を統合しニーズをとらえる	ケアの受け手や状況（場）の関連や意味をふまえニーズをとらえる
□予測的な状況判断のもと身体的、精神的、社会的、スピリチュアルな側面から必要な情報収集ができる □意図的に収集した情報を統合し、ニーズをとらえることができる	□複雑な状況を把握し、ケアの受け手を取り巻く多様な状況やニーズの情報収集ができる □ケアの受け手や周囲の人々の価値観に応じた判断ができる
■訪問看護においては、小児から高齢者まで幅広い利用者がいるが、高齢者の場合には、人生の最終段階を見据えてのニーズをとらえていくために、予測的な状況判断のもとで情報収集をする。利用者の疾患の予後や治療による影響を考え、今後在宅で過ごすか病院で過ごすか、医療処置の導入を選択するか等の予測をしながら、情報収集してニーズをとらえ、1つ1つの選択について準備を進めていくことができる。 ■人生の最終段階の判断が困難な慢性疾患の利用者においても、先々を見据えた情報収集をすることができる。特に心不全や慢性呼吸不全等の急速に増悪する疾患について、入院が徐々に増えてきた段階で、看取りまで想定する必要性に気づき情報収集ができる。 ■訪問看護は訪問時間が限られているため、情報収集のために、あらゆる手段の発想ができ、訪問時間の組み方の工夫ができる。	■複眼的な視点をもち、背景が複雑な困難事例の利用者の状況を的確に把握し、看護上の問題を明確化できる。 ■困難事例の利用者を取り巻く複雑な家族（または利用者を取り巻く人々）の状況や生活状況、価値観を的確にアセスメントし、多様なニーズをとらえることができる。 ■地域全体を俯瞰して、ニーズに対して不足している機能に気づき、提案的に看護実践したり、他施設等に働きかけることで解決を図る。
様々な技術を選択・応用し看護を実践する	最新の知見を取り入れた創造的な看護を実践する
□ケアの受け手の顕在的・潜在的なニーズに応えるため、幅広い選択肢の中から適切なケアを実践できる □幅広い視野でケアの受け手をとらえ、起こりうる課題や問題に対して予測的および予防的に看護実践ができる	□ケアの受け手の複雑なニーズに対応するためあらゆる知見（看護および看護以外の分野）を動員し、ケアを実践・評価・追求できる □複雑な問題をアセスメントし、最適な看護を選択できる
■利用者と家族（または利用者を取り巻く人々）の生活を成り立たせるという顕在的・潜在的ニーズに応えるため、必要に応じて家族（または利用者を取り巻く人々）の生活のための時間の確保を目的として、訪問回数は減らし1回の訪問時間を長く調整する等の訪問体制の工夫ができる。 ■在宅における看取りの際も、体制作りが重要である。本人や家族（または利用者を取り巻く人々）の希望もふまえながら、医師の往診体制が整っているか等確認と調整を行う。 ■利用者の経済状況を理解した上で、費用負担を考えたケアの調整をする。ケアの方法や、物品の選択・提案において、ニーズに合わせた最適なものを判断し選択できる。 ■直接の訪問だけでなく、電話連絡による状態確認のフォローや指導という手段を、利用者と家族（または利用者を取り巻く人々）の状況から判断する。 ■必要に応じて、予測される今後の状況と看護師に連絡すべきタイミングについて、具体的に利用者・家族（または利用者を取り巻く人々）・介護職等に伝え、理解を図る。	■在宅での先進的なケアや処置、機器等の管理方法、最新の疾患に対する知識や技術等を取得し、ケアに活かすことができる。 ■利用者や家族（または利用者を取り巻く人々）が希望するケアの提供が難しい身体状態であっても、あらゆる技術や工夫によって、最大限ニーズを満たすケアを提案できる。

レベル		Ⅰ	Ⅱ	Ⅲ
レベル毎の定義		基本的な看護手順に従い 必要に応じ助言を得て 看護を実践する	標準的な看護計画に基づき 自立して看護を実践する	ケアの受け手に合う個別的な看護を実践する
協働する力	【レベル毎の目標】	関係者と情報共有ができる	看護の展開に必要な関係者を特定し、情報交換ができる	ケアの受け手やその関係者、多職種と連携ができる
	【行動目標】	□助言を受けながらケアの受け手を看護していくために必要な情報が何かを考え、その情報を関係者と共有することができる □助言を受けながらチームの一員としての役割を理解できる □助言を受けながらケアに必要と判断した情報を関係者から収集することができる □ケアの受け手を取り巻く関係者の多様な価値観を理解できる □連絡・報告・相談ができる	□ケアの受け手を取り巻く関係者の立場や役割の違いを理解したうえで、それぞれと積極的に情報交換ができる □関係者と密にコミュニケーションを取ることができる □看護の展開に必要な関係者を特定できる □看護の方向性や関係者の状況を把握し、情報交換できる	□ケアの受け手の個別的なニーズに対応するために、その関係者と協力し合いながら多職種連携を進めていくことができる □ケアの受け手とケアについて意見交換できる □積極的に多職種に働きかけ、協力を求めることができる
	実践例	■多施設多職種の役割が理解できる。連携する多職種は、医師、看護師（ステーション内、他ステーション）、ケアマネジャー、訪問入浴のスタッフ、訪問リハビリのスタッフ、病院（医師、看護師、ソーシャルワーカー）、保健師、薬剤師、民生委員、難病支援センターなどである。 ■訪問看護に必要な制度（医療保険・介護保険）等の仕組みについて理解して、利用者の保険や費用の状況を知る。 ■訪問看護ステーションの一員であることを理解し、利用者へのケアを責任をもって行う。他の看護師に連絡・報告・相談ができる。 ■主治医やその他の職種への連絡・報告・相談の方法を理解し実践できる。 ■利用者の医療介護福祉の情報を把握し、助言を受けながら主治医や多職種との連携を実践できる。 ■事業所内カンファレンスに参加し、発言することで、自らのもつ情報を提供して関係者と共有する。	■医療職以外にも伝わるような丁寧な説明を行うことができる。在宅においては、家族（または利用者を取り巻く人々）をはじめ、福祉・介護職と話す場が多く、相手に合わせた説明をすることで、認識のずれを予防することができる。 ■利用者に関わる医師及び多職種と自立して連携できる。 ■主治医に対し、短い時間で的確に相談できる。 ■助言を受けながら、受け持ち利用者の急な病状の変化に対するサービス調整などの体制づくりができる。 ■調整会議に参加し、情報共有ができる。 ■事業所内カンファレンスに参加し、積極的に発言することで、必要な情報を関係者と共有する。	■多職種の役割を理解した上で、利用者にとって必要な職種に気づき、協力を求めることができる。利用者と家族（または利用者を取り巻く人々）の現在ある状況をとらえ多職種に伝えられる。 ■自立して、状態の安定している慢性疾患の利用者についてのサービス調整などの体制づくりをする。 ■調整会議に参加し、積極的に発言することで、必要な情報を関係者と共有する。 ■事業所内カンファレンスにおいて、定期的なカンファレンスだけでなく、必要なタイミングを見極めてカンファレンスを開催する。
意思決定を支える力	【レベル毎の目標】	ケアの受け手や周囲の人々の意向を知る	ケアの受け手や周囲の人々の意向を看護に活かすことができる	ケアの受け手や周囲の人々に意思決定に必要な情報提供や場の設定ができる
	【行動目標】	□助言を受けながらケアの受け手や周囲の人々の思いや考え、希望を知ることができる	□ケアの受け手や周囲の人々の思いや考え、希望を意図的に確認することができる □確認した思いや考え、希望をケアに関連づけることができる	□ケアの受け手や周囲の人々の意思決定に必要な情報を提供できる □ケアの受け手や周囲の人々の意向の違いが理解できる □ケアの受け手や周囲の人々の意向の違いを多職種に代弁できる
	実践例	■助言を受けながら、利用者や家族（または利用者を取り巻く人々）との言葉から、思いや考え、希望を確認できる。	■利用者や家族（または利用者を取り巻く人々）の意思に対し、その意思を支え続けられる体制・環境になっているかを考えることができる。 ■利用者と家族（または利用者を取り巻く人々）の言葉だけでなく、歴史や日々の生活にも目を向け、思いや考え、希望を意図的に確認することができる。 ■コミュニケーションの中から利用者と家族（または利用者を取り巻く人々）の思いや希望等を傾聴し、共感的に受け止めることができる。 ■利用者や家族（または利用者を取り巻く人々）のケアやサービスに対する希望等をくみ取り、次の訪問時のケアに活かすことができる。	■利用者の療養の場の選択、看取り、1つ1つの治療の選択において、利用者や家族（または利用者を取り巻く人々）の気持ちに寄り添うことができる。 ■家族（または利用者を取り巻く人々）がもつ複数の価値観や思いをくみ取り、寄り添うことができる。 ■意思決定場面において、家族（または利用者を取り巻く人々）の希望やイメージを含めてくみ取ることができる。たとえば治療選択の場面において、治療の希望やその治療に対して抱いているイメージを含めてくみ取る。 ■意思決定場面において、家族（または利用者を取り巻く人々）が意思決定に関して、必要な情報を理解できるように説明する。たとえば、治療選択の場面において、本人や家族それぞれに対し、選択肢となる治療そのものについて理解できるための説明をする。

Ⅳ	Ⅴ
幅広い視野で予測的判断をもち看護を実践する	より複雑な状況において、ケアの受け手にとっての最適な手段を選択し QOL を高めるための看護を実践する
ケアの受け手を取り巻く多職種の力を調整し連携できる	ケアの受け手の複雑なニーズに対応できるように、多職種の力を引き出し連携に活かす
□ケアの受け手がおかれている状況（場）を広くとらえ、結果を予測しながら多職種連携の必要性を見極め、主体的に多職種と協力し合うことができる □多職種間の連携が機能するように調整できる □多職種の活力を維持・向上させる関わりができる	□複雑な状況（場）の中で見えにくくなっているケアの受け手のニーズに適切に対応するために、自律的な判断のもと関係者に積極的に働きかけることができる □多職種連携が十分に機能するよう、その調整的役割を担うことができる □関係者、多職種間の中心的役割を担うことができる □目標に向かって多職種の活力を引き出すことができる
■変化のタイミングをとらえた上で、調整会議の開催を提案する。調整会議を開催するタイミングとして重要な時期は、新しいサービスを入れる時、退院前、看取りに向けた時期における老老介護等、家族（または利用者を取り巻く人々）の生活の継続が難しくなることが予測された時期である。 ■自立して、急性期や人生の最終段階にある利用者についてのサービス調整などの体制づくりをする。体制を変更する場合、窓口となる地域の病院・施設の特徴を理解している。看護師は利用者を訪問することが多いため、身体的変化から必要なものを随時多職種へ投げかけ、連携を機能させる。 ■利用者にとって必要な多職種に気づき、協力を求めることができ、利用者と家族（または利用者を取り巻く人々）の現在ある状況と今後予測される状況をきちんととらえ、本人や家族（または利用者を取り巻く人々）の希望やニーズと合わせて必要な多職種を判断し、つなぐことができる。 ■ケアマネジャーがいない利用者に対しては、中心的に多職種と連携をつくる。 ■多職種の視点を共有し、それぞれの職種が効果的にケアを実践できるための関わりを行う。たとえば、人生の最終段階や医療依存度の高い利用者のケアに対して多職種に恐怖心がある場合、同行訪問して観察ポイントや注意点を伝える等、医療的な視点を伝え、連携を図るとともに、安楽なケアの実践を促進する。	■在宅療養の継続が困難な利用者に対して、多職種や行政、保健所等と連携し、調整会議の開催を調整し、他施設や他機関との相互の役割の調整を行い、問題解決を図る。 ■困難事例の調整会議を開催し、全体を俯瞰しながら、ファシリテーション役が果たせる。 ■看護の質向上のために、他の訪問看護師とネットワークをもって活動できる。
ケアの受け手や周囲の人々の意思決定に伴うゆらぎを共有でき、選択を尊重できる	複雑な意思決定プロセスにおいて、多職種も含めた調整的役割を担うことができる
□ケアの受け手や周囲の人々の意思決定プロセスに看護職の立場で参加し、適切な看護ケアを実践できる	□適切な資源を積極的に活用し、ケアの受け手や周囲の人々の意思決定プロセスを支援できる □法的および文化的配慮など多方面からケアの受け手や周囲の人々を擁護した意思決定プロセスを支援できる
■利用者の療養の場の選択、看取り、1つ1つの治療の選択において、利用者や家族（または利用者を取り巻く人々）の意思決定に伴うゆらぎに寄り添いながら、ゆらぎや状況の変化に応じて調整し、意思決定プロセスを促進する。 ■利用者と家族（または利用者を取り巻く人々）が意思決定する際に、予測を含めた情報提供を行う。たとえば、治療選択の場面においては、選択肢となる治療そのものの説明だけでなく、治療による長期にわたる介護を含めた生活の変化までを伝え、利用者や家族（または利用者を取り巻く人々）の抱いている治療と治療による生活の変化についてのイメージに気づき調整できる。 ■「現在」だけではなく「先」をみすえた意思決定支援ができる。人生の最終段階の判断が難しい慢性疾患の利用者の場合にも、利用者や家族（または利用者を取り巻く人々）の今後のイメージを確認し、人生の最終段階の迎え方の希望を確認した上で、希望を尊重したケア体制を整えることができる。	■複雑な意思決定場面において、利用者や家族（または利用者を取り巻く人々）の意思決定に伴うゆらぎに寄り添いながら、ゆらぎや状況の変化に応じて意図的に多職種を巻き込んで調整し、意思決定へ導くことができる。 ■利用者と家族（または利用者を取り巻く人々）の希望やイメージを含めて汲み取りながら、最適な方向へ調整することができる。たとえば治療について、治療を続行することが本当に利用者本人にとって良いことかを、身体面や心理面などをアセスメントしながら俯瞰的に考え、最適な選択ができるように意思決定を支える。 ■独居で人生の最終段階にある利用者や倫理的な問題がある利用者等の複雑な意思決定場面において、本人の意思決定を支えるために、地域の社会資源等のリソースを活用して調整ができる。

【資料4】病院における実践例

注）具体的な実践例は各施設で置き換えてご検討ください

レベル		Ⅰ	Ⅱ	Ⅲ
レベル毎の定義		基本的な看護手順に従い 必要に応じ助言を得て 看護を実践する	標準的な看護計画に基づき 自立して看護を実践する	ケアの受け手に合う個別的な看護を実践する
ニーズをとらえる力	【レベル毎の目標】	助言を得てケアの受け手や状況（場）のニーズをとらえる	ケアの受け手や状況（場）のニーズを自らとらえる	ケアの受け手や状況（場）の特性をふまえたニーズをとらえる
	【行動目標】	□助言を受けながらケアの受け手に必要な身体的、精神的、社会的、スピリチュアルな側面から必要な情報収集ができる □ケアの受け手の状況から緊急度をとらえることができる	□自立してケアの受け手に必要な身体的、精神的、社会的、スピリチュアルな側面から必要な情報収集ができる □得られた情報をもとに、ケアの受け手の全体像としての課題をとらえることができる	□ケアの受け手に必要な身体的、精神的、社会的、スピリチュアルな側面から個別性をふまえ必要な情報収集ができる □得られた情報から優先度の高いニーズをとらえることができる
	実践例	■助言を受けながら、診療記録上の情報を確認し、患者の訴えや観察をもとに身体的、精神的、社会的、スピリチュアルな側面から必要な情報収集をする。たとえば、身体的側面については、助言を受けながら、患者の状態に合わせてバイタルサイン等の観察をし、基本的なフィジカルアセスメントを行う。スピリチュアルな側面については、治療についての考え方の情報を得る。 ■患者の状況から緊急度をとらえ、助言を受けながら緊急度に応じた観察をし、必要な情報を得る。たとえば、致死的不整脈や意識障害など生命の危機に関わる緊急性のある異常を発見できる。	■自立して入院時から診療記録上の情報を確認し、患者の訴えや観察をもとに身体的、精神的、社会的、スピリチュアルな側面から必要な情報収集をする。たとえば、身体的側面については、自立して、患者の状態に合わせてバイタルサイン等の観察をし、フィジカルアセスメントを行う。 ■診療記録など決められた枠組みに沿った内容について、多職種から情報収集を行う。 ■自立して患者と関わり、情報収集をもとに、顕在化している身体的、精神的、社会的、スピリチュアルな側面を関連づけて患者の課題をとらえる。	■診療記録など決められた枠組みに沿った情報収集だけでなく、個別性をふまえ、多職種からの情報も得て、患者にとって必要な情報収集を行う。たとえば、生活習慣など相手の生活を細部までとらえ、患者・家族（または患者を取り巻く人々）の希望もふまえて、入院生活や退院調整に必要な情報を得ることができる。 ■正確なフィジカルアセスメントができる。たとえば、患者から症状の訴えがあった場合、原因として患者の体内で起こっている現象を考えることができる。 ■情報収集をもとに、身体的、精神的、社会的、スピリチュアルな側面のあらゆる情報から総合的に患者をとらえ、優先度の高いニーズをとらえる。 ■患者の状態に合わせて、標準的な観察項目に関する観察ができるだけでなく、各項目について観察する意味と観察項目間の関連を理解し、必要に応じて観察項目を追加したり、異常値の出現時に対処ができる。
ケアする力	【レベル毎の目標】	助言を得ながら、安全な看護を実践する	ケアの受け手や状況（場）に応じた看護を実践する	ケアの受け手や状況（場）の特性をふまえた看護を実践する
	【行動目標】	□指導を受けながら看護手順に沿ったケアが実施できる □指導を受けながら、ケアの受け手に基本的援助ができる □看護手順やガイドラインに沿って、基本的看護技術を用いて看護援助ができる	□ケアの受け手の個別性を考慮しつつ標準的な看護計画に基づきケアを実践できる □ケアの受け手に対してケアを実践する際に必要な情報を得ることができる □ケアの受け手の状況に応じた援助ができる	□ケアの受け手の個別性に合わせて、適切なケアを実践できる □ケアの受け手の顕在的・潜在的ニーズを察知しケアの方法に工夫ができる □ケアの受け手の個別性をとらえ、看護実践に反映ができる
	実践例	■指導を受けながら、患者に対して手順に沿ったケアを実施する。たとえば、患者の状態に合わせて、助言を受けながら手順をもとに、説明を患者に行い、ケアを実施する。 ■患者に対して基本的生活行動の援助を行う。重症患者や医療依存度の高い患者については、指導を受けて実践する。 ■基本的看護技術については、新人看護職員研修ガイドラインにおける、看護技術についての到達目標が達成できる。 ■急変時には、対応の場にいて、流れを把握し、指示を受けながらメモをとる、バイタルサインを確認するなど、できることを探して実践できる。	■患者の既往歴、年齢、性別、社会的役割等を考慮して、標準的な看護計画を追加・変更し、自立してケアを実践する。重症患者や医療依存度の高い患者に対しても自立してケアを実践する。 ■患者に対してケアを実践する際に必要な情報を得て、状況に応じた援助を実践する。観察して患者の状態を把握し、必要に応じて時間調整や疼痛コントロールなどを実践してからケアを行うことができる。 ■患者に対して指導をする場合、一般的な内容について、網羅して説明することができる。 ■急変時には、指示されたケアを責任をもって実践できる。	■患者の個別性に合わせた適切なケアを行う。たとえば、患者の入院前からの習慣についての情報を考慮した生活行動援助を計画・実践する。 ■患者に対して指導をする場合、患者の生活習慣や価値観、希望などを考慮して説明することができる。 ■患者のニーズを的確にとらえられることで、複数の患者を受けもつ中で、優先順位を正しく判断し、ケアを実践できる。 ■急変時には落ち着いて対応し、家族（または患者を取り巻く人々）等に配慮することができる。

Ⅳ	Ⅴ
幅広い視野で予測的判断をもち看護を実践する	より複雑な状況において、ケアの受け手にとっての最適な手段を選択しQOLを高めるための看護を実践する
ケアの受け手や状況（場）を統合しニーズをとらえる	ケアの受け手や状況（場）の関連や意味をふまえニーズをとらえる
□予測的な状況判断のもと身体的、精神的、社会的、スピリチュアルな側面から必要な情報収集ができる □意図的に収集した情報を統合し、ニーズをとらえることができる	□複雑な状況を把握し、ケアの受け手を取り巻く多様な状況やニーズの情報収集ができる □ケアの受け手や周囲の人々の価値観に応じた判断ができる
■患者の疾患の予後や退院後の生活等の予測的な状況判断のもと、必要な情報を収集する。たとえば、患者に対し、疾患の予後と治療による影響や退院後の生活を予測した上で、患者の家庭での役割、仕事の内容、疾患に対する思い等を意図的に焦点化して確認したうえで、収集した情報を統合してニーズをとらえることができる。 ■正確なフィジカルアセスメントだけでなく、患者の状況の原因までを予測しとらえることができる。たとえば、患者から症状の訴えがあった場合、原因としてあらゆることを想定して患者の体内で起こっている現象を考えながら、意図的に観察し、アセスメントできる。	■複眼的な視点から迅速に患者の状況をとらえ判断し、複雑な状況や多様なニーズをとらえ、必要な介入を判断できる。 ■患者に対し、疾患の予後と治療による影響や退院後の生活を予測した上で、患者を取り巻く多様な人々がもつ情報の重要性を理解し、情報収集して患者と家族（または患者を取り巻く人々）の価値観とすり合わせ、多角的な側面からニーズをとらえる。 ■地域全体を俯瞰して、ニーズに対して不足している機能に気づき、他施設等に働きかけることで解決を図る。
様々な技術を選択・応用し看護を実践する	最新の知見を取り入れた創造的な看護を実践する
□ケアの受け手の顕在的・潜在的なニーズに応えるため、幅広い選択肢の中から適切なケアを実践できる □幅広い視野でケアの受け手をとらえ、起こりうる課題や問題に対して予測的および予防的に看護実践ができる	□ケアの受け手の複雑なニーズに対応するためあらゆる知見（看護および看護以外の分野）を動員し、ケアを実践・評価・追求できる □複雑な問題をアセスメントし、最適な看護を選択できる
■患者の顕在的・潜在的ニーズに応えるために幅広い選択肢からの提案やケアの実践ができる。たとえば、患者に対し、疾患の予後と治療による影響と患者の生活を考慮し、幅広い選択肢の中から適切なケアを提案・実践する。 ■患者に対して指導をする場合、予測的な視野を持ちながら、患者の反応に応じて段階的に説明することができる。患者の生活の中で起こりうる課題や症状について予測した上で、患者の思いや理解度を確認しながら、対処方法や予防方法を説明する。その際、患者の生活習慣や価値観等、希望を考慮して、幅広い知識から様々な手段を提案する。 ■急変時には、原因や今後の展開を予測しながら、患者および家族（または患者を取り巻く人々）への対応と今後への準備ができる。	■どのような複雑な背景や状況にあっても、最適なケアをすることができる。 ■コミュニケーションに長けており、各患者に最適な対応ができる。 ■ケアの開発のための努力を継続して行う。 ■患者の複雑なニーズに対応するため、あらゆる知見を用い、患者の尊厳を尊重し、患者のQOLや生活の可能性を広げるケアを考え実践できる。たとえば、患者の疾患の予後と治療による影響により、患者の希望に沿った生活が困難な状況であっても、患者の希望や価値観、尊厳を尊重し、新たな生活の可能性を広げるケアを提案する。 ■急変時には、複雑な病態の患者においても、原因や今後の展開を予測しながら、患者及び家族（または患者を取り巻く人々）への対応と今後への準備ができる。

レベル		Ⅰ	Ⅱ	Ⅲ
レベル毎の定義		基本的な看護手順に従い 必要に応じ助言を得て 看護を実践する	標準的な看護計画に基づき 自立して看護を実践する	ケアの受け手に合う個別的な看護を実践する
協働する力	【レベル毎の目標】	関係者と情報共有ができる	看護の展開に必要な関係者を特定し、情報交換ができる	ケアの受け手やその関係者、多職種と連携ができる
	【行動目標】	□助言を受けながらケアの受け手を看護していくために必要な情報が何かを考え、その情報を関係者と共有することができる □助言を受けながらチームの一員としての役割を理解できる □助言を受けながらケアに必要と判断した情報を関係者から収集することができる □ケアの受け手を取り巻く関係者の多様な価値観を理解できる □連絡・報告・相談ができる	□ケアの受け手を取り巻く関係者の立場や役割の違いを理解したうえで、それぞれと積極的に情報交換ができる □関係者と密にコミュニケーションを取ることができる □看護の展開に必要な関係者を特定できる □看護の方向性や関係者の状況を把握し、情報交換できる	□ケアの受け手の個別的なニーズに対応するために、その関係者と協力し合いながら多職種連携を進めていくことができる □ケアの受け手とケアについて意見交換できる □積極的に多職種に働きかけ、協力を求めることができる
	実践例	■看護チームの一員であることを理解し、日々の患者へのケアを、他の看護師と協働して行う。常に自らのもつ情報を他の看護師に連絡し、患者の状態について報告し、判断できないことや経験のない処置やケアについて相談する。 ■多職種（医師、看護師、専門・認定看護師、薬剤師、栄養士、リハビリスタッフ、ソーシャルワーカー、ケースワーカー、緩和ケアチーム、RSTチームなど）の役割を理解する。 ■カンファレンスに参加し、発言することで、自らのもつ情報を提供して関係者と共有する。	■患者に関わる多職種の役割を理解し、必要に応じて多職種の協力の必要性に気づく。 ■患者の疾患の現状、検査結果、治療方針を担当医と確認し、患者の訴えや受け止めている思いを医師に伝える。看護チームに情報共有し、看護の方針を確認できる。 ■カンファレンスに参加し、積極的に発言することで、患者の思いや希望等の必要な情報を関係者と共有する。	■患者の個別的なニーズに対応するため、関係者と協力し多職種連携を進める。患者の現在ある状況をとらえ、必要な職種がわかり、協力を求めることができる。たとえば、退院支援の際、患者の生活を思い浮かべて、キーパーソンは誰か、どのような条件であれば退院できるか、どの職種と連携すればその条件を達成できるか、という調整ができる。 ■入院時から、退院後の生活場所(在宅、回復期リハビリ病棟、高齢者介護施設等）について、多職種に提案する等の調整を行う。 ■協働する看護師に積極的に情報共有する。治療方針や検査結果、ケアの内容を多職種で共有し意見を聞くことができる。定期的なカンファレンスだけでなく、必要なタイミングを見極めてカンファレンスを開催する。患者や家族（または患者を取り巻く人々）が治療に協力できる工夫を行うために、カンファレンスに参加できるように働きかける。
意思決定を支える力	【レベル毎の目標】	ケアの受け手や周囲の人々の意向を知る	ケアの受け手や周囲の人々の意向を看護に活かすことができる	ケアの受け手や周囲の人々に意思決定に必要な情報提供や場の設定ができる
	【行動目標】	□助言を受けながらケアの受け手や周囲の人々の思いや考え、希望を知ることができる	□ケアの受け手や周囲の人々の思いや考え、希望を意図的に確認することができる □確認した思いや考え、希望をケアに関連づけることができる	□ケアの受け手や周囲の人々の意思決定に必要な情報を提供できる □ケアの受け手や周囲の人々の意向の違いが理解できる □ケアの受け手や周囲の人々の意向の違いを多職種に代弁できる
	実践例	■助言を受けながら、患者や家族（または患者を取り巻く人々）の思いや考え、希望を知る。たとえば患者や家族(または患者を取り巻く人々）の不安を推察し、思いを聞くことに努める必要があると気づき、思いの表出を促すことはできなくとも、頻回に訪室して患者と家族（または患者を取り巻く人々）に寄り添うことができる。 ■患者や家族（または患者を取り巻く人々）の思いや考え、希望を多職種に伝える。たとえば、患者と家族(または患者を取り巻く人々）から希望を聞き、その希望をリーダー看護師等に伝えることができる。	■患者や家族（または患者を取り巻く人々）の思いや考え、希望を意図的に確認する。たとえば、患者と家族（または患者を取り巻く人々）から希望を聞いた際には、その希望の背景や理由についても確認することができる。 ■患者や家族（または患者を取り巻く人々）の思いや考え、希望をケアに関連づけ、ケアに反映させることができる。 ■説明に対する患者や家族（または患者を取り巻く人々）の認識と医療者の認識とのずれに気づき、追加の説明等調整する。	■患者や家族（または患者を取り巻く人々）の意思決定に必要な情報を提供する。たとえば、療養の場や治療・検査について、選択肢の特徴が説明でき、患者や家族（または患者を取り巻く人々）に提案するなどして意思決定を支える。 ■患者と家族（または患者を取り巻く人々）にとって、何が大事なのかという価値観、生き方、意向を引き出し、それぞれの気持ちを聞く。患者と家族（または患者を取り巻く人々）両者の意向が異なる場合においても、両者の思いを理解し患者と家族（または患者を取り巻く人々）の現在ある状況を多職種に代弁することができる。 ■患者と家族（または患者を取り巻く人々）がそれぞれ個人の中に持つ複数の思いや気持ち、価値観に寄り添う。 ■患者の訴えを表面的に受け止めず、思い込みではない判断ができる。

Ⅳ	Ⅴ
幅広い視野で予測的判断をもち看護を実践する	より複雑な状況において、ケアの受け手にとっての最適な手段を選択しQOLを高めるための看護を実践する
ケアの受け手を取り巻く多職種の力を調整し連携できる	ケアの受け手の複雑なニーズに対応できるように、多職種の力を引き出し連携に活かす
□ケアの受け手がおかれている状況（場）を広くとらえ、結果を予測しながら多職種連携の必要性を見極め、主体的に多職種と協力し合うことができる □多職種間の連携が機能するように調整できる □多職種の活力を維持・向上させる関わりができる	□複雑な状況（場）の中で見えにくくなっているケアの受け手のニーズに適切に対応するために、自律的な判断のもと関係者に積極的に働きかけることができる □多職種連携が十分に機能するよう、その調整的役割を担うことができる □関係者、多職種間の中心的役割を担うことができる □目標に向かって多職種の活力を引きだすことができる
■診療報酬などの社会制度も理解した上での調整ができる。 ■多職種との連携において、病院内だけでなく病院外との調整ができる。たとえば、退院支援において、患者の退院後の生活を予測した上で、訪問看護の調整について、窓口と方法等を理解していたり、多様化する退院後の生活の場について、主体的にケアマネジャーと調整する。 ■多職種間の連携においては、各職種が役割を効果的に発揮できるよう、各職種の役割を明確化し、患者に関わることのできるような連携を促進する。カンファレンスにおいては、連携が促進されるようファシリテートすることができる。 ■患者に対し、起こりうる課題を予測して専門・認定看護師などの専門家の関わりを提案し調整することができる。	■連携にあたっては全体を俯瞰し、まわりを動かすことができる。多職種を中心的に巻き込み、各職種が役割を効果的に発揮できるよう、各職種の役割を明確化し、チームの目標を共有し、結束して関わることのできるような連携を促進する。カンファレンスにおいては、中心となって各職種を尊重しながら、問題解決へ導くことができる。 ■看護チーム内では、看護師が役割を効果的に発揮できるよう調整を行う。 ■多職種との連携において、病院内だけでなく病院外との複雑な調整ができる。 ■自施設に不足している機能に気づき、補完するために資源を活用できる。
ケアの受け手や周囲の人々の意思決定に伴うゆらぎを共有でき、選択を尊重できる	複雑な意思決定プロセスにおいて、多職種も含めた調整的役割を担うことができる
□ケアの受け手や周囲の人々の意思決定プロセスに看護職の立場で参加し、適切な看護ケアを実践できる	□適切な資源を積極的に活用し、ケアの受け手や周囲の人々の意思決定プロセスを支援できる □法的および文化的配慮など多方面からケアの受け手や周囲の人々を擁護した意思決定プロセスを支援できる
■患者と家族（または患者を取り巻く人々）の気持ちを引き出したり、意思決定プロセスを促進させることができる。患者と家族（または患者を取り巻く人々）が自ら決定できたり考えたりすることができるように積極的に関わることができる。幅広い知識から、様々な案を提示することで、意思決定プロセスを促進させる。 ■患者や家族（または患者を取り巻く人々）、医療スタッフの意向が異なる場合において、意向の違いの原因をとらえ、カンファレンスを開催し調整する。 ■複雑な意思決定場面において、患者と家族（または患者を取り巻く人々）を尊重し寄り添い続けることができる。 ■患者と家族（または患者を取り巻く人々）の意思決定に関わるゆらぎに寄り添い支えることができる。	■患者と家族（または患者を取り巻く人々）が自ら決定できたり考えたりすることができるように積極的に踏み込んで関わるなかで、意図的に医療チームを動かし、意思決定プロセスを支援できる。 ■患者と家族（または患者を取り巻く人々）の思いは日々変化していることを念頭に、多角的な視点から患者と家族（または患者を取り巻く人々）を尊重し寄り添い続けることができる。 ■複雑な意思決定場面において、患者の尊厳を尊重した意思決定のために、適切な資源を積極的に活用し、調整できる。

クリニカルラダーを活用しよう

コミュニティケア

2021年6月臨時増刊号　Vol.23 No.7　297号

発　行　日	2021年5月20日
発　行　所	株式会社日本看護協会出版会 東京都渋谷区神宮前5-8-2　日本看護協会ビル4階（本社） Tel.0436-23-3271（コールセンター：ご注文） 振替　00190-8-168557 東京都文京区関口2-3-1 Tel.03-5319-8019（編集）
発　行　人	井部 俊子
編　　　集	向山 恵美子、古川 美穂子
編 集 協 力	石川 奈々子、株式会社自由工房
本文デザイン	今村 陽子
表紙デザイン	臼井 新太郎
印　　　刷	三報社印刷株式会社
定　　　価	1760円（本体1,600円+税10%）

ISBN978-4-8180-2317-8 C3347 ¥1600E

定価1,760円（本体1,600円+税10%）

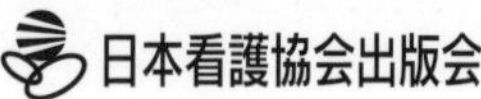

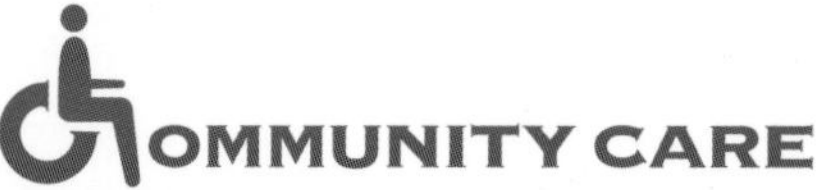